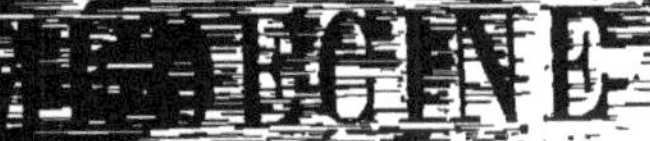

MÉDECINE

...ON UNIVERSELLE

DE 1867

GUIDE-CATALOGUE

PUBLIÉ

... SOCIÉTÉ MÉDICALE ALLEMANDE DE PARIS

PARIS

...LLIÈRE, LIBRAIRE-ÉDITEUR

... DE-MÉDECINE, 17

... SOCIÉTÉ MÉDICALE ALLEMANDE DE PARIS

..., 24

1867

LA MÉDECINE

À

L'EXPOSITION UNIVERSELLE

DE 1867

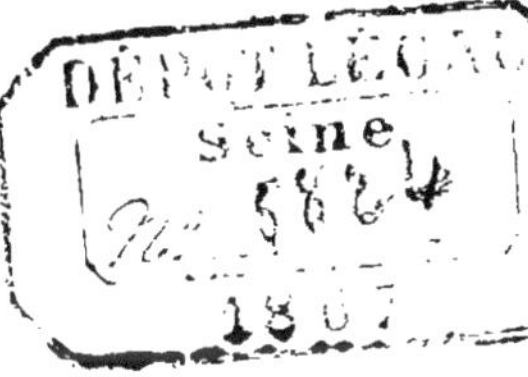

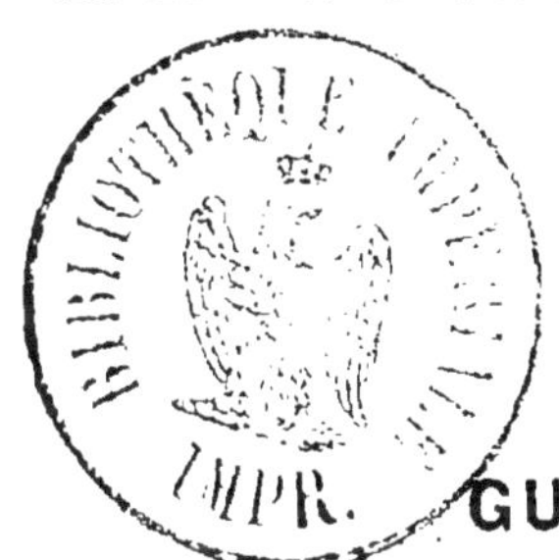

GUIDE-CATALOGUE

PUBLIÉ

PAR LA SOCIÉTÉ MÉDICALE ALLEMANDE DE PARIS

PARIS

GERMER-BAILLIÈRE, LIBRAIRE-ÉDITEUR

RUE DE L'ÉCOLE-DE-MÉDECINE, 17

ET AU SIÉGE DE LA SOCIÉTÉ MÉDICALE ALLEMANDE DE PARIS

RUE DE L'ÉCOLE-DE-MÉDECINE, 24

1867

La Société médicale allemande de Paris tient ses séances tous les lundis à 8 heures et demie du soir, 24, rue de l'École-de-Médecine.

Pour assister aux séances ou pour consulter les ouvrages et les journaux de la bibliothèque, s'adresser au président ou au secrétaire.

PRÉFACE

L'Exposition universelle de 1867 offre au visiteur une variété immense d'objets dont on s'accorde à louer l'heureuse disposition. Malgré cela, celui qui veut étudier sérieusement une branche quelconque de l'industrie, de la science ou de l'art, trouvera bientôt combien il lui serait utile d'avoir un catalogue spécial disposé en vue même de cette étude.

Ce besoin sera vivement senti par les médecins et surtout par les médecins étrangers dont le séjour à Paris est forcément limité.

Frappé de cette lacune dès ma première visite à l'Exposition, j'ai fait remarquer à la Société médicale allemande que j'ai l'honneur de présider, que son caractère international semblait lui faire un devoir de faciliter aux médecins l'exploration des objets qui intéressent leur science par la publication d'un catalogue médical. Cette idée a été accueillie favorablement par mes collègues, et nous avons fixé d'un commun accord le plan qu'il convenait d'adopter pour ce travail.

La première partie renferme un aperçu raisonné des divers objets se rapportant à l'anatomie, à la physique, à la chirurgie, à la médecine et à l'hygiène ; la seconde partie est constituée par un catalogue détaillé de tous les objets qui peuvent intéresser le médecin. Ce catalogue est divisé par nations comme le catalogue officiel, mais il s'en distingue par plus d'exactitude et par des détails plus circonstanciés sur les objets qui ont été jugés particulièrement intéressants.

M. le docteur Laqueur, secrétaire de notre Société, et M. le docteur Dufour, bibliothécaire, ont bien voulu se charger du travail aride et compliqué de la rédaction. Nos confrères leur seront reconnaissants pour le soin avec lequel ils ont exposé le résultat de leurs recherches consciencieuses.

La bienveillante complaisance de plusieurs délégués étrangers nous a été précieuse dans l'exécution de ce travail. Nous citerons particulièrement MM. Gurlt, Dietz, Hoffmann, Jessen, Noback, Hiller, et parmi les membres de la Société allemande de Paris, MM. Loewenberg, Rottenstein et Onimus.

Nous espérons que, grâce à ce Guide, nos confrères verront avec moins de perte de temps et de fatigue tout ce qui peut les intéresser, sans risquer de rien laisser inaperçu, et que plus tard, si le besoin s'en fait sentir pour eux, ils pourront le consulter avec fruit pour compléter leurs souvenirs.

Nous espérons également que les renseignements nombreux contenus dans ce volume pourront servir même à ceux qui n'auront pas pu visiter l'Exposition et qui désirent se mettre au courant de ce qu'elle offrait d'intéressant pour notre science.

Dr R. LIEBREICH.

Paris, 1er juillet, 1867.

COUP D'OEIL GÉNÉRAL

SUR

LA MÉDECINE A L'EXPOSITION

I

ANATOMIE

L'anatomie ne comprend qu'un petit nombre d'exposants dans le palais du Champ de Mars ; mais, en revanche, les objets exposés sont d'une vraie importance. Il n'y a pas de partie de l'Exposition qui soit de nature à intéresser plus vivement le médecin. L'exposition anatomique ne se distingue pas seulement par l'exécution parfaite des objets exposés, mais aussi et surtout par les méthodes de conservation dont plusieurs sont entièrement nouvelles.

Parmi ces dernières, citons avant tout l'exposition du professeur Brunetti, de Padoue.

PRÉPARATIONS ANATOMIQUES, D'APRÈS UNE MÉTHODE NOUVELLE PAR LE PROFESSEUR DOCTEUR L. BRUNETTI (DE PADOUE)

ITALIE. — IIe Galerie, côté périphérique. — Salle à droite de la rue de Russie, en venant du centre.

Nous nous trouvons ici en présence d'une invention nouvelle. Elle pourra avoir, sur l'étude et l'enseignement de l'anatomie, des conséquences qu'il serait téméraire de vouloir fixer déjà aujourd'hui. Aussi est-ce cette partie dont nous parlerons avec le plus de détails, convaincus que nous sommes que c'est là que se trouve le point le plus brillant de l'Exposition universelle dans la branche qui nous occupe.

Les préparations anatomiques de M. le professeur Brunetti, de Padoue, présentent un double intérêt. Leur méthode de conservation est toute nouvelle, et elles renferment des cas remarquables d'anatomie pathologique.

La nouvelle méthode de conservation n'est pas publiée jusqu'ici. Cependant, nous avons appris que M. Brunetti l'a communiquée à une commission composée de MM. Liebig, Tardieu et Milne Edwards. Cette découverte sera donc acquise à la science, quoique pour des raisons que chacun comprendra, elle ne tombe point encore dans le domaine public.

Les préparations de M. Brunetti sont excessivement légères. La couleur en est gris clair; les premiers essais donnèrent des exemplaires bruns, mais depuis lors l'inventeur a perfectionné sa méthode. Enfin, et c'est là l'avantage immense de cette découverte, toutes les parois membraneuses acquièrent un certain degré de rigidité, de façon que la forme primitive se conserve à merveille. Tous les vaisseaux sont béants comme ils l'étaient pendant la vie; les ramuscules des artères, les alvéoles du poumon, les tubes de Bellini dans le rein, les ouvertures des glandes de la muqueuse digestive, etc., tout cela est parfaitement accusé. C'est pour cela qu'une pièce de Brunetti peut être observée à un grossissement faible (40-60 fois), et présenter à merveille la structure fine des organes, notamment ce que l'on a appelé l'architectonique des organes.

Les préparations fraîches ne sont pas si faciles à observer.

Si l'on emploie un grossissement plus fort, il faut alors éclairer les objets par en bas et rendre la préparation transparente ; cela se fait très-simplement en l'imbibant d'eau ou de glycérine.

Les pièces du professeur Brunetti se laissent mieux couper en tranches fines qu'aucune autre pièce anatomique fraîche ou conservée par une méthode différente. Cette possibilité de faire des coupes fines facilitera considérablement l'étude de l'architectonique microscopique des organes pour laquelle il s'agit avant tout d'avoir une coupe d'une grande étendue. Chacun comprendra sans peine de quel avantage il est de n'avoir affaire qu'à des pièces rigides, sèches et imputrescibles.

Enfin, comme tous les organes restent dans la position qu'ils occupaient pendant la vie, qu'ils sont en quelque sorte pris sur le fait et momifiés, la méthode Brunetti sera parfaitement propre à aider l'étude de l'anatomie topographique. Quelques-unes des préparations de M. Brunetti sont tout à fait semblables à des organes gelés, et il est plus facile encore de les couper dans différentes directions. Songez encore que ces sections anatomiques se conservent telles quelles pendant un temps indéfini, qu'elles peuvent servir en tout temps à aider une démonstration, et vous conviendrez qu'elles sont de quelque avenir pour l'enseignement de l'anatomie des régions.

L'inventeur affirme que sa méthode est simple, peu dispendieuse, et qu'une fois préparée, la pièce n'exige plus la moindre dépense pour sa conservation. Chaque objet peut être préparé en vingt ou trente heures. Les opérations peuvent être faites sans interruption ; ou bien, il peut s'écouler un temps fort long après le premier acte qui consiste à rendre la putréfaction impossible.

Les pièces sont entièrement inodores.

Sauf quelques pièces particulièrement fines, elles ne demandent pas de grandes précautions dans leur manipulation ; leur élasticité est suffisante pour les protéger contre les dommages des chocs, chutes, pressions, etc.

M. Brunetti pense d'ailleurs que sa méthode est susceptible d'être perfectionnée, et il espère l'améliorer encore.

Nous avons consacré un plus long article à leur énumération spéciale. Dans notre Catalogue, p. 36, nous donnons la liste complète des préparations exposées.

PRÉPARATIONS ANATOMIQUES PAR M. LE PROFESSEUR HYRTL, DE VIENNE.

Ces pièces sont remarquables à un tout autre point de vue; ce sont des dissections exécutées, avec une habileté étonnante, des parties les moins accessibles au scalpel.

Ce sont des squelettes de poissons rares (voyez le catalogue dans la deuxième partie), des préparations de l'oreille interne de différents animaux, des osselets du tympan d'animaux rares, un assez grand nombre enfin de pièces injectées d'abord, puis soumises à l'action d'un liquide corrodant qui a détruit le canevas de matière organique et laissé seulement la matière injectée.

Ce sont des préparations du rein, du foie et du poumon. Ces pièces corrodées sont très-difficiles à transporter et demandent à être maniées avec un soin extrême. M. Hyrtl a indiqué un moyen plus simple de les rendre plus résistantes au transport, et voilà pourquoi il lui a été possible de faire faire à ces curiosités le voyage de Paris. La difficulté d'obtenir des préparations corrodées du foie est connue de tous ceux qui se sont spécialement occupés d'injections.

Celles de M. Hyrtl sont, à ce titre, une véritable rareté. Nous renvoyons au catalogue de la seconde partie pour l'indication des différentes pièces.

M. Hyrtl a exposé enfin de petites boîtes de préparations microscopiques du système des vaisseaux capillaires. Il nous suffira de dire qu'elles sont dignes en tout point de la grande réputation du maître.

PRÉPARATIONS DU PROFESSEUR TEICHMANN (DE CRACOVIE.)

Elles comprennent une série de crânes de mammifères d'une grande perfection d'exécution. Des coupes longitudinales et transversales permettent d'examiner commodément la disposition de la boîte osseuse. Les détails des conques du nez chez les animaux chez lesquels cet organe atteint un immense développement, par exemple chez le chien, sont merveilleusement conservés. Cette collection est probablement unique dans son genre. D'autres préparations ostéologiques, dont l'énumération se trouve dans notre catalogue, méritent d'être signalées comme particulièrement propres à l'enseignement. Des injections macroscopiques des vaisseaux des membres forment une partie importante de cette exposition; malheureusement quelques pièces curieuses ne peuvent être convenablement mises en vue. M. Noback, préposé à la direction du IIe groupe, se fera un plaisir de les faire voir aux personnes que ce sujet intéresse spécialement. Disons seulement qu'entre autres choses remarquables, M. Teichmann est parvenu à injecter dans les lymphatiques une masse susceptible de se solidifier et non plus du mercure ainsi qu'on l'avait fait ordinairement jusqu'ici. Les injections d'une série de plexus thoraciques de petits mammifères méritent d'être spécialement citées.

Parmi les exposants allemands, nous citons encore : MM. *Politzer* (de Vienne) (anatomie normale et pathologique du tympan); *Ruedinger* (de Munich) (préparations corrodées, oreille interne) ; *Ziegler* (de Fribourg) (modèles de cire d'embryologie humaine.)

Dans l'exposition française, MM. *Brissaud et Laskowski* présentent au public des pièces dont l'importance n'est dans aucun rapport avec la place modeste dans laquelle elles sont logées. Les exposants sont parvenus à conserver des préparations anatomiques exécutées au commencement de l'hiver dernier. Elles occupent une vitrine horizontale en face de l'exposition d'anatomie clastique de M. Auzoux. Ces pièces comprennent des dissections de muscles, de nerfs et de vaisseaux, et offrent l'aspect d'une préparation faite il y a peu de jours.

L'exposition française comprend encore les pièces d'*anatomie clastique du docteur Auzoux* pour l'enseignement élémentaire de l'anatomie.

MM. *Vasseur et Talrich* ont exposé quelques pièces ostéologiques fort bien exécutées, notamment les crânes désarticulés et remontés à la Beauchêne (chaque pièce dans sa position naturelle, mais à distance l'une de l'autre), une série de modèles de cire de bonne exécution.

Nous compléterons ces remarques sur l'exposition anatomique, en citant les photographies d'objets microscopiques dont il y a quelques beaux exemplaires dans l'exposition américaine et d'autres dans l'exposition belge. Les photographies américaines sont sur verre et prises à un fort grossissement.

Ceux qui s'intéressent à l'ethnographie trouveront, dans l'exposition suédoise, une série d'imitations de crânes de différentes races humaines, recouverts de téguments sur une moitié de la figure. En outre la Société ethnographique de France a exposé une série fort complète de photographies d'individus de toutes les races humaines. Cette collection se trouve hors du palais, dans un chalet destiné à renfermer des instruments de musique, près de la porte Rapp.

Enfin le musée anthropologique égyptien présentera aussi quelque intérêt pour celui qui tient à connaître l'anatomie intérieure des momies.

Pour visiter ce musée, il faut une carte de la Société anthropologique; s'adresser à M. Broca, secrétaire perpétuel, n° 1, rue des Saints-Pères.

L'exposition espagnole renferme un appareil pour mesurer les dimensions du corps humain.

II

PHYSIQUE

De tous les instruments de physique qui remplissent la classe XII, de la galerie des arts libéraux, nous n'aurons à nous occuper que de ceux qui intéressent directement le médecin. Ce sont :

Les microscopes et appareils d'oculistique; les appareils électro-médicaux.

La France est la plus richement représentée dans l'exposition des microscopes; citons surtout les vitrines de MM. Hartnack et Nachet.

L'innovation la plus remarquable est celle que M. Hartnack a apportée en présentant ses nouveaux systèmes d'objectifs à immersion 15 et 18. Le 15 surtout nous paraît très-avantageux.

Il expose aussi une chambre noire pour la photographie d'objets microscopiques.

On remarquera chez M. Nachet ses microscopes grands modèles à immersion pouvant donner un grossissement de 2200 fois; ses microscopes à 2 et à 3 corps pour la démonstration, son microscoope binoculaire pour obtenir une vue stéréoscopique ou pseudoscopique de l'objet en observation (on entend par pseudoscopie le renversement du relief d'un objet, de façon que les parties saillantes paraissent creuses, et *vice versâ*), et enfin un appareil nouveau pour faire des coupes fines. Cet appareil a l'avantage de fournir des coupes qui nagent immédiatement dans le liquide dans lequel l'opérateur désire les obtenir.

Dans une autre vitrine, comprise dans l'art médical français, M. Nachet a exposé une série d'ophthalmoscopes et d'autres instruments à l'usage des ophthalmologistes.

La vitrine renferme en outre l'optomètre de M. Javal pour déterminer le degré et la nature de l'astigmatisme.

Les microscopes anglais de Ross et de Beck sont remarquables et offrent tous les perfectionnements connus jusqu'à ce jour.

Nous citons encore les microscopes de Gundlach de Berlin à cause de leur bon marché.

L'ophthalmoscopie est représentée par un fort grand nombre d'instruments, voire même par quelques planches ophthalmoscopiques (Prusse, France).

Les appareils électro-médicaux sont brillamment représentés par les expositions de M. Ruhmkorff et M. Gaiffe dans la partie française du palais. Nous renvoyons le lecteur à notre Catalogue pour l'énumération des appareils de ces deux constructeurs.

On trouvera dans la classe XIII, 91, un instrument fort délicat, le thermoscope de M. Hardy, pour entretenir une température uniforme dans une enceinte donnée. Cet instrument peut être employé avec un avantage réel dans bon nombre d'expériences physiologiques.

Dans les sections étrangères, nous croyons devoir appeler l'attention sur les appareils suivants :

Au point de vue de l'électricité statique, la machine électrique de Holtz construite par M. Borchardt et par M. Schultz (Prusse, classe XII). Malgré une dimension relativement très-petite, cette machine développe une quantité d'électricité plus considérable que de très-grandes machines électriques ordinaires. On obtient assez facilement des étincelles de 5 à 6 centimètres de longueur.

Dans la section des machines et dans la partie affectée aux appareils télégraphiques, MM. Siemens et Halske ont exposé un appareil électro-magnétique qui est d'une très-grande force, qui rougit facilement un fil métallique, et qui, par conséquent, pourrait servir en chirurgie pour la cautérisation par l'électricité. Cet appareil résout un problème dont on cherchait depuis longtemps la solution : celui de transformer commodément le travail mécanique en électricité.

Un appareil tout nouveau et des plus intéressants est celui de M. Thomsens (*Julius Thomsens Polarisation's batterie*), construit par M. Rasmussen (de Copenhague). Cet appareil se trouve placé dans une chambre du bureau télégraphique de l'Exposition, bâtiment de la Commission impériale.

Deux tiges de métal représentant, l'une le pôle positif, l'autre le pôle négatif sont mises en mouvement au moyen d'un appareil électro-moteur. Ces tiges se meuvent sur un plateau horizontal où se trouvent disposés des boutons métalliques communiquant avec des plaques de platine qui forment, de chaque côté de l'appareil, une espèce de pile à auges, dans laquelle les métaux, cuivre et zinc, sont remplacés par les plaques de platine qui sont baignées par de l'eau acidulée avec de l'acide sulfurique. Les deux tiges de métal qui tournent sur le plateau horizontal sont les extrémités des pôles d'une ou de deux piles de Bunsen. Chaque fois que ces tiges arrivent en contact avec les boutons qui communiquent avec les lames de platine, elles font décomposer l'eau renfermée entre ces deux lames, l'oxygène se rend au pôle positif, l'hydrogène au pôle négatif, et électrisent par polarisation les lames de platine qui se trouvent représenter ces deux pôles.

Comme le mouvement de ces tiges est assez rapide (et il peut être ralenti ou accéléré au gré de l'opérateur), il s'ensuit qu'en un court intervalle de temps, plusieurs lames de platine se trouvent électrisées par polarisation et que, par conséquent, on peut avoir une force électrique très-considérable.

Afin que le courant soit continu, la longueur des tiges et

l'intervalle qui sépare les divers boutons sont disposés de manière que le contact soit établi avec un nouveau bouton avant que le contact n'ait cessé avec le bouton primitivement en contact.

Le courant de cette pile est très-constant, l'aiguille du galvanomètre reste fixe dans sa déviation. La contraction musculaire n'a lieu qu'au moment de la fermeture et de l'ouverture du courant, et l'action sur les nerfs sensitifs ressemble à celle de l'appareil à courant constant de Remak.

Tel qu'il est exposé, l'appareil de M. Thomsens a été construit pour l'emploi des lignes télégraphiques. Il ne peut donner une quantité d'électricité moindre que celle qui est obtenue dans quinze piles de Daniell, et, par conséquent, nous n'avons pu l'étudier à si faible dose, il a les mêmes effets que l'appareil de Remak, et le maniement de cet appareil en rend l'usage possible dans tous les cas.

Cet appareil a sur les autres appareils à courant constant l'avantage d'être transportable; mais d'un autre côté étant plus délicat et plus compliqué, il est plus facile à déranger et plus difficile à réparer. De plus, le platine dont l'emploi est obligatoire dans la construction de cet appareil, en rend le prix excessivement élevé. Enfin, il donne une tension très-forte et une quantité d'électricité assez faible, sans que l'on puisse à volonté augmenter ou diminuer, selon les cas, l'un de ces termes.

Il nous reste à signaler un appareil électro-médical d'Edmond Bullinck, d'Ostende (Pays-Bas) (classe II, n° 93 du Catalogue belge).

Cet appareil donne à volonté plusieurs espèces de courants. Il est mis en mouvement par quatre piles de Bunsen. Dans la section autrichienne, M. Kravogl, inventeur d'un électromoteur remarquable, a également exposé un appareil magnéto-faradique très-bien construit et d'un maniement très-facile (prix : 165 francs).

Parmi les instruments de physique qui sont utiles au

physiologiste, nous dirigeons spécialement l'attention sur la série d'appareils acoustiques de M. Kœnig (SECTION FRANÇAISE, CLASSE XII, 87). Une partie de ces instruments ont été construits sous les indications de M. Helmholtz et ont servi de base à la démonstration des phénomènes que le professeur de Heidelberg a décrit dans son célèbre ouvrage : *La perception des sons.* Plusieurs autres ont été imaginés par M. Kœnig lui-même, et montrent, d'une manière brillante, jusqu'à quel degré d'exactitude les études acoustiques ont pu être poussées par l'application de méthodes graphiques et d'autres méthodes analytiques nouvelles et délicates.

Quand nous aurons cité un tonomètre exposé par la « Société de construction d'instruments de précision », de Genève, pour mesurer la tension du globe de l'œil, et un myographion et sphygmographe de Marey dans l'exposition française (chez M. Mathieu), nous penserons avoir épuisé la liste des instruments de physique qui peuvent intéresser directement le médecin.

III

CHIRURGIE

INSTRUMENTS DE CHIRURGIE.

L'exposition française est plus riche et plus complète que celles de toutes les autres nations ensemble. L'Italie, qui occupe un rang élevé dans l'exposition médicale, a envoyé un nombre relativement considérable d'instruments chirurgicaux. L'Allemagne est faiblement représentée, l'Autriche se fait remarquer par l'exposition de M. Leiter, le Danemark par celle de M. Nyrop, la Russie par les collections du Ministère de la guerre ; mais il est regrettable et difficile à concevoir que les instruments chirurgicaux anglais ne soient pas représentés du tout. Et cependant chacun sait si cette branche de l'industrie anglaise jouit d'une grande réputation!

Le chirurgien aura donc surtout à s'adresser à la classe XI de la galerie française.

Il s'arrêtera devant les vitrines des maisons célèbres de Charrière (Robert et Collin), Lüer, Mathieu. Il y trouvera une série d'instruments nouveaux et ingénieux, construits avec soin, voire même avec une parfaite élégance. Tout éloge de notre part serait superflu, le médecin ne peut manquer de voir ces vitrines longuement et de juger par lui-même.

Nous renvoyons pour l'indication des principales pièces à notre catalogue de la seconde partie. Nous n'entrerons pas non plus dans des détails sur l'emploi des instruments nouveaux, car le visiteur trouvera facilement chez les fabricants eux-mêmes tous les renseignements qu'il pourra désirer. MM. les exposants s'empresseront même de faire voir un instrument plus en détail au médecin-visiteur qui le désirera.

Les maisons Favre (13) et Capron (4) occupent aussi une place très-honorable par le fini et la délicatesse de leurs travaux.

La maison Galante (64) représente brillamment une branche spéciale de la fabrication qui nous occupe. Elle a exposé une foule d'instruments nouveaux, utiles et ingénieux dans lesquels le caoutchouc vulcanisé a été employé d'une façon plus étendue qu'il ne l'avait jamais été jusqu'ici. Cette exposition représente bien une direction nouvelle dans la fabrication d'instruments chirurgicaux. L'importance de cette exposition nous a engagé à donner un catalogue plus détaillé des pièces les plus curieuses.

Le caouchouc a été employé d'une autre façon et fort heureusement par M. Leiter, de Vienne, qui est arrivé à le substituer en beaucoup de cas au métal. Ces instruments peuvent être produits à un prix inférieur sans rien perdre en solidité. Ils sont plus légers et sont aussi inaltérables. Pour donner une idée de l'abaissement du prix, disons seulement que la seringue de Pravaz, dont le prix est de 20 à 25 francs si on la construit en métal, peut être livrée pour 7 à 8 francs lorsqu'on la fait de caoutchouc durci.

On trouve chez M. Leiter une exposition très-complète de nouveaux instruments d'otologie.

Nous signalons encore les moulages de caoutchouc de la maison Aubert Gérard et Cie, classe LI, n° 306. Cette nouvelle application du caoutchouc pourra être fort utile à la représentation de cas pathologiques chirurgicaux.

Les bandages, les appareils orthopédiques et les membres artificiels sont représentés en grand nombre et d'une manière tout à fait satisfaisante. Les maisons déjà citées : Charrière (Robert et Collin), Lüer, Mathieu, Biondetti (28), Charbonnier (24), Reynal (25), méritent d'être examinées avec soin. Leurs produits sont bons et remarquablement élégants.

Dans l'annexe américaine il y a des modèles réduits des appareils de l'institut orthopédique de New-York. S'adresser, pour les renseignements, à M. Stewart, 36, avenue d'Iéna.

Dans les sections étrangères, on trouvera des objets intéressants chez MM. Leiter (Autriche), Lollini (Italie), Nyrop (Danemark) et Pischel (Prusse). Chez ce dernier surtout, une série d'instruments bien construits, pour la galvanocaustique.

Dans la galerie anglaise, on trouvera quelques appareils d'orthopédie et de membres artificiels dignes de remarque, notamment Master (16) et Norman (17)

La fabrication des yeux artificiels a acquis une grande perfection à Paris. On s'en convaincra facilement par l'examen des vitrines des maisons bien connues de Boissonneau père (38) et fils (39), Coulomb-Boissonneau (37), Desjardins (36) et Pilon (35).

M. Boissonneau fils place en outre sous les yeux du visiteur une série de pièces représentant certains états pathologiques de l'œil.

Quant à l'*art dentaire*, il faut distinguer deux espèces d'exposants :

Les uns sont les fabricants de dents artificielles, d'instruments dentaires, d'or en feuiles, de caoutchouc et d'autres objets de prothèse. Dans cette branche, ce sont les États-Unis qui méritent d'occuper le premier rang malgré le nombre restreint des exposants. La maison S. White, de Philadelphie, notamment, a envoyé une magnifique collection de dents artificielles, d'instruments et de meubles à l'usage des dentistes. Les produits de cette maison sont généralement utilisés par les dentistes européens.

L'Angleterre est parfaitement bien représentée par MM. Ash et fils et Lemale. Leurs dents artificielles sont faites avec art et élégance; mais elles n'atteignent peut-être pas le degré de demi-transparence qui distingue les dents américaines. Le caoutchouc de M. Ash et fils est probablement le meilleur que les dentistes puissent employer.

En France, MM. L'Hôpital et Billard sont les seuls fabricants qui représentent le pays dans lequel cette branche de l'industrie a pris naissance.

L'autre série d'exposants comprend les dentistes eux-mêmes.

A peu de chose près, les dentistes étrangers se sont abstenus d'exposer.

En France, celui qui examinera les vitrines de MM. Préterre, Gion, Simon et autres, remarquera que maintenant le caoutchouc durci s'est substitué presque partout au métal dans la prothèse dentaire.

M. Préterre a exposé une fort grande quantité de moleus

et de pièces prothétiques destinées à réparer les difformités de la bouche et de la figure.

CHIRURGIE MILITAIRE.

La chirurgie militaire n'a jamais été représentée sur une aussi grande échelle qu'elle l'est à l'Exposition internationale du Parc. Logée sur le terrain du ministère de la guerre français, à côté du phare et du lac, elle se trouve même à l'étroit dans l'emplacement qui lui a été affecté, tel a été l'empressement avec lequel les exposants étrangers ont répondu à l'invitation du Comité français.

Un public nombreux encombre sans cesse cette collection et admire les nobles efforts tentés depuis peu d'années pour le soulagement des victimes des combats. Le médecin compétent en pareille matière, examinera cette collection avec un intérêt plus vif encore. On trouvera naturel que nous ayons donné de cette partie de l'Exposition un catalogue tout à fait complet.

Nous le devons à la bienveillante collaboration de M. le professeur Gurlt, de Berlin, représentant du Comité prussien pour l'Exposition internationale.

On remarquera quelle est la place honorable occupée par l'exposition américaine.

La guerre d'Amérique a occasionné une foule de sacrifices et d'efforts individuels pour subvenir aux soulagements des blessés. C'est le produit de ces nombreux efforts que M. le docteur Evans a eu la généreuse idée de collectionner et de joindre à l'Exposition internationale.

IV

MÉDECINE ET HYGIÈNE

Dans l'intérieur du palais nous trouvons un certain nombre d'objets qui appartiennent, sinon au domaine de la médecine proprement dite, au moins à l'hygiène, la gymnastique, la pharmacologie, et qui à ce titre méritent d'être examinés.

Les appareils hydrothérapiques se trouvent richement représentés à l'Exposition française. Ce sont surtout M. Georges Charles, n° 99, et MM. Bouillon, Muller et Cie, n° 95, qui se distinguent par l'ingénieuse construction de nouveaux appareils de bains, de douches et appareils de chauffage. M. Georges Charles a installé dans le Parc, avenue de Saxe (parallèle à l'École-Militaire), en face du café espagnol du Parc, un pavillon dans lequel on voit fonctionner ses divers appareils. Les appareils peuvent être démontrés tous les jours, en général de midi à quatre heures, et l'exposant sera prêt à les faire expliquer au médecin visiteur.

Quant à la gymnastique, les objets qui s'y rapportent sont rares; mais en revanche, quelques appareils sont remarquables. On examinera avec intérêt, dans la salle française, où se trouvent les appareils hydrothérapiques (au n° 61), une armoire contenant tous les appareils nécessaires à la gymnastique de chambre, et à l'Exposition anglaise (n° 24), des modèles d'engins semblables.

Parmi les produits chimiques et pharmaceutiques réunis dans la galerie V (tout près et parallèle à la galerie des machines), il y a un certain nombre d'exposants qui méritent d'être mentionnés particulièrement.

Aussi trouvera-t-on naturel que nous ayons donné pour

quelques-uns d'entre eux l'énumération plus détaillée des drogues de leurs vitrines. Ce sont, dans la section française, la maison Dubosc et Cie, Lamoureux et Gendrot, Menier, pour leurs alcaloïdes, les sels de quinine, de strychnine et d'autres bases organiques, des sels doubles de fer et d'alcaloïdes. La pharmacie centrale des hôpitaux, MM. Hollat, Perdriel, Adrian et plusieurs autres, présentent, soit des préparations pharmaceutiques, soit des produits de confiserie médicale.

Dans la section anglaise dont les produits chimiques sont très-remarquables, nous avons cité avec plus de détails MM. Howard et fils pour leurs sels de quinine et leur magnifique exposition d'écorces de quinquina; MM. Smith T. H. et Cie à Édimbourg, qui présentent une riche collection des dérivés de l'opium; on remarquera surtout deux substances nouvelles dont l'une est un alcaloïde, la cryptopine, et l'autre l'acide thebolactique, dont MM. Smith ont découvert l'existence. Nous ne citons ici que les exposants les plus remarquables parmi ceux qui nous intéressent directement; toute cette galerie anglaise des produits chimiques et pharmaceutiques sera d'un haut intérêt pour le visiteur.

Dans la section des États du sud de l'Allemagne, nous dirigeons spécialement l'attention du visiteur sur la collection d'alcaloïdes de M. Merk à Darmstadt. On sait que ce fabricant est très-avantageusement connu pour cette spécialité.

Les huiles de poissons sont bien représentées dans les galeries des pays du nord.

Nous n'avons pas fait rentrer la galerie alimentaire dans le cadre de notre travail. Nous y avons compris seulement l'exposition alimentaire organisée par le Musée de South-Kensington, dont le but est uniquement didactique. Elle intéressera sûrement le médecin.

La partie américaine de l'Exposition internationale du

Parc renferme une collection très-curieuse d'aliments conservés, d'extraits de viande, d'œufs en poudre, etc.

Nous avons indiqué quelques plans et projets d'hôpitaux qui se trouvent dans la galerie de l'histoire du travail. Le plus remarquable est sans doute l'Asile central d'aliénés de Paris dans la galerie française.

VENTILATION.

Dans la galerie des machines, section française, on trouve quelques modèles de nouveaux systèmes ventilateurs et des modèles de bâtiments qui présenteront peut-être quelque intérêt au point de vue de l'hygiène, mais le plus grand intérêt s'attache nécessairement au système introduit dans la ventilation du palais, et le lecteur nous saura peut-être gré de lui donner quelques détails à cet égard. Le système adopté est nouveau, c'est celui de M. de Mondésir; il n'y en a guère dans les systèmes anciens qui ait eu déjà la chance d'être exécuté sur une si grande échelle.

Un système de souterrains d'une hauteur de 2 mètres sur 3 de largeur environ sillonne le sol sur lequel le palais est bâti, seize souterrains convergent de divers points de la circonférence vers le centre, des souterrains circulaires marchent au-dessous de chacune des galeries du palais. L'air peut passer du souterrain dans la galerie par une foule d'ouvertures pratiquées au sol et pourvues de grilles de bois. Les souterrains circulaires ne sont pas continus, ils sont interrompus en différents points par des cloisons verticales pour que le jeu des divers courants se fasse mieux dans la direction du centre. Une grande galerie souterraine circule sous l'enceinte des restaurants, elle n'est interrompue qu'au point correspondant à la porte de l'École-Militaire pour le passage de l'égout de cet établissement. C'est de cette galerie périphérique que partent les seize souterrains radiaires.

L'innovation de M. de Mondésir repose sur le principe suivant. Lorsqu'un jet d'air est lancé avec une grande vitesse par une ouverture fine dans un tube ouvert aux deux extrémités, il produit un mouvement lent de toute la colonne d'air renfermée dans le tube. M. de Mondésir fait arriver un courant d'air comprimé, soit un courant dont la vitesse est considérable, dans un des souterrains radiaires. Le courant rapide entraîne de toute part des molécules d'air, et si le souterrain est largement ouvert en arrière, il s'établit un courant dont la section est celle du conduit; le courant est moins rapide, mais il l'est suffisamment pour les besoins de la ventilation. L'avantage de ce système saute aux yeux : Au lieu de faire passer dans la machine soufflante tout l'air dont on dispose dans le palais, on n'en fait passer que la 36e partie environ, car l'air qui vient de la machine entraîne par le système actuel de 35 à 38 fois son volume.

Le courant d'air rapide sort d'un tube de fer braqué à l'extrémité de chaque souterrain radiaire, il se meut avec une vitesse de 80 mètres par seconde; le courant qui s'établit dans tout le souterrain a de 2m,80 à 3m,50 de vitesse par seconde. Les prises d'air, c'est-à-dire les ouvertures extérieures des souterrains radiaires, sont de grands trous circulaires en maçonnerie assez semblables à des puits, recouverts par une grille de fil de fer et dissimulés autant que possible par de la végétation. Ils sont disséminés dans le parc à quelque 20 mètres de la périphérie du palais. Les machines soufflantes sont au nombre de quatre à différents endroits du parc; elles sont mues par la vapeur. (On en trouve une entre autres à droite de la porte Rapp, mue par un locomobile Farcot et fils).

M. de Mondésir a ménagé un filet d'eau devant chaque bouche d'air comprimé ; cette eau est entraînée par le courant d'air, divisée en gouttelettes infiniment petites, une vraie pulvérisation. A l'aide de cette disposition, on peut facilement saturer d'eau tout l'air qui entre dans le palais.

Ce système remplit, semble-t-il, toutes les exigences qu'il est possible de formuler. Pour bien ventiler un grand espace, il s'agit moins d'avoir un courant d'air très-rapide qu'une grande masse d'air arrivant dans une enceinte donnée. Il serait difficile de se procurer cette masse d'air à moins de frais que par le système de M. de Mondésir.

Malheureusement ces beaux travaux sont venus se heurter à un obstacle extraordinaire. Les cuisiniers de tous les restaurants du palais, trouvant qu'ils étouffaient dans leurs officines, ont troué à qui mieux mieux le mur qui sépare les cuisines de la grande galerie circulaire faisant le tour du palais. Les émanations des cuisines se répandent dans les voies de la ventilation et si on laissait marcher les machines dans de pareilles conditions, il est clair qu'au lieu d'envoyer dans le palais un air convenablement pur, on y enverrait les odeurs culinaires de toutes les nations. Au moment du moins où nous avons visité cette partie intéressante de l'Exposition, cinq bouches d'air étaient au repos à cause de la viciation de l'air dans la grande galerie circulaire. Tous les efforts tentés pour maîtriser l'insubordination des cuisiniers avaient été vains, et l'on avait cherché sans succès à reconstruire la cloison.

Nous devons les renseignements que nous venons de donner à M. de Mondésir, inventeur et directeur de l'organisation ci-dessus, qui a bien voulu conduire la Société médicale allemande dans les beaux travaux qu'a exigés la ventilation du palais. Nous lui en témoignons ici notre vive reconnaissance.

MAISONS OUVRIÈRES.

Une des principales tendances de notre époque est de se préoccuper du bien-être matériel et moral de la classe des ouvriers. De toute part on songe à leur faciliter la vie, des Sociétés de coopération prennent naissance, on montre aux ouvriers le moyen de devenir propriétaires, et leur indépendance en augmente d'autant. L'Exposition universelle a accordé une large place à cette partie honorable des préoccupations générales. Nous ne parlerons ici que des habitations ouvrières à bon marché dont la construction est, presque partout où la population est dense, une question pleine d'actualité.

Quoique cette question ait été agitée surtout au point de vue économique, politique et industriel, elle a un côté hygiénique qui intéressera tous les médecins. C'est pourquoi nous nous décidons à donner ci-dessous quelques détails sur les habitations ouvrières à bon marché qui se trouvent à l'Exposition.

Dans le Champ de Mars, remarquons la maison dite des *Ouvriers de Paris*, bâtie avec les fonds fournis par l'empereur. Aucun architecte n'y a pris part. Malgré cela elle diffère très-peu du genre admis depuis plusieurs années par l'édilité parisienne.

Une maison pour un ouvrier et sa famille de *MM. Japy frères* à Beaucourt ; elle comprend 3 chambres et une cuisine au rez-de-chaussée et 2 chambres à l'étage. Il existe déjà 85 bâtiments semblables.

Près de là, la *Société coopérative immobilière de Paris*, dont M. Jules Simon est le président, a fait construire une maison-type, dont le prix doit être de 3000 francs. C'est un petit corps de logis pour un seul ménage. Les murs de face sont exclusivement de briques. Au rez-de-chaussée ils sont pleins et épais de 22 centimètres seulement, les charges reposent sur les colonnes de fonte. Au premier étage, les murs se composent de 2 cloisons de briques creuses, posées de champ, séparées par un vide de $0^{m},10$ de largeur, dans lequel aboutissent des tuyaux d'aération partant de la cave et destinés à ventiler les pièces. De telle sorte que se trouve ménagé dans le mur un courant d'air, préservatif contre le froid, le chaud et le bruit extérieur. Les pièces sont un peu exiguës, la cuisine et le salon de famille sont fusionnées sans doute pour économie de chauffage. En somme cette construction a été l'objet de critiques de la part d'hommes spéciaux, mais aussi elle sort des chemins battus, et présente une tendance vers l'innovation dont nous félicitons l'architecte M. Ferrand.

Mulhouse expose une de ses maisons par groupe de quatre au milieu d'un jardin partagé en autant de parties égales. Le bâtiment exposé n'est pas un projet, mais la copie de constructions déjà existantes. La largeur et la hauteur d'étage des cités ouvrières de Mulhouse méritent toute louange. Il est vrai qu'on pouvait disposer du terrain plus facilement qu'on ne le peut à Paris.

Enfin, dans la partie belge du Parc, près de la taillerie de diamants, se trouvent deux pavillons semblables par MM. Houget et Teston mécaniciens à Verviers. Les maisons sont construites exclusivement en briques, les planchers sont en sapin; au rez-de-chaussée est une grande salle pour servir d'atelier et de salle de famille, puis la cuisine; au premier étage trois chambres à coucher indépendantes, dont la plus petite a 2^m,50 en tous sens. Cette disposition paraît en général satisfaisante, les pièces sont d'une grandeur convenable au point de vue de l'hygiène, et cependant, y compris le terrain et un jardin de 15 mètres, une pareille habitation ne revient qu'à 4000 francs environ. Les lieux sont relégués au fond du jardin. On a supprimé le grenier, car à Verviers les ouvriers ont la passion d'élever des pigeons. L'infection et la vermine qui en résultent ont engagé les constructeurs à supprimer cette partie du bâtiment. Ces maisons sont en ce moment habitées par les ouvriers que MM. Houget et Teston ont envoyés à Paris pour diriger le mouvement de leurs machines à l'Exposition.

Près de l'avenue de Saxe, on remarquera une maison pour ouvriers, de M. Jean Liebig de Reichenberg en Bohême. — Enfin dans l'annexe prussienne (du Parc), un modèle d'une maison d'ouvriers de la Poméranie, exposé par M. de Behr, près Greifswald. Cette maison sert à deux familles de travailleurs. Le combustible qui cuit les aliments chauffe aussi la chambre.

La maison a 60 pieds de longueur, 32 de largeur, et coûte d'après un devis sommaire, 5000 francs sans le terrain.

Dans la galerie des machines, près de la rue de Flandre, la Société des mines d'Anzin a exposé deux modèles de maison pour famille de plus de six personnes, l'une coûte 1800 francs, l'autre 2000 francs.

L'empereur Napoléon III a fait construire à ses frais une habitation-type hors du Champ de Mars, dans une rue nouvelle, ouverte entre l'avenue Rapp et l'avenue La Bourdonnaye. Elle se compose d'un groupe de quatre maisons contiguës, formant un cube de 74 mètres de façade environ sur 74 de profondeur.

MAISON D'ALIÉNÉS.

On ne s'attendrait guère à voir la médecine aliéniste représentée au Champ de Mars, et cependant elle y occupe sa place par les soins de M. le docteur Mundy (de Moravie). Il a fait construire dans le Parc autrichien (prolongement de la rue de Prusse, près le restaurant Dreher) une maison telle qu'il la propose pour du traitement des aliénés dans la famille d'un gardien. Il y a mis en vue des plans et des projets d'asiles de famille.

CATALOGUE SPÉCIAL

DE TOUS LES

OBJETS INTÉRESSANT LA MÉDECINE

I

EXPOSITION DU PALAIS

EMPIRE FRANÇAIS

CHIRURGIE

CLASSE XI. — GALERIE II, PRÈS LA RUE DE PROVENCE.

1. **WICKAM** frères, à Paris, rue de la Banque, 16. — Bandages herniaires ; ceintures.

2. **LE PERDRIEL** (F. C.), à Paris, rue Sainte-Croix de la Bretonnerie, 54. — Bandages et appareils de compression élastiques.

3. **CHANSON** (J.), à Paris, rue de Rivoli, 146. — Bandages herniaires et appareils orthopédiques.

4. **CAPRON** (C. E.), à Paris, rue de l'École-de-Médecine, 10. — Instruments de chirurgie, couteaux, appareils orthopédiques, ceintures hygiéniques.

Citons en particulier :

Un spéculum irrigateur vagino-utérin, à jet simple ou multiple, en pluie, en nappe ou eau pulvérisée pour douches, lotions, bains.

Une ceinture hypogastrique, nouveau modèle, pour les dislocations de l'utérus, tumeurs de l'abdomen, hernies ombilicales, écartement de la ligne blanche. Prix : 25 à 50 fr.

Ventouse à succion continue, ou pompe pneumatique sans piston.

Nouveau tire-lait à succion et réservoir faisant biberon avec bouchon imitant la succion du sein, Le même appareil peut servir aussi de sangsue artificielle. Prix : 10 fr.

Forceps à manche brisé, sans articulation ; forceps faisant le mouvement de la main et évitant la présence de l'articulation.

5. **LE BELLEGUIE** (P. J.), à Paris, rue des Fossés-Montmartre, 23. — Appareils orthopédiques ; béquilles, bandages herniaires.

6. **BÉCHARD** (L. R.), à Paris, rue Richelieu, 20. — Bandages herniaires et appareils orthopédiques.

7. **LEPLANQUAIS** (P. F.), à Paris, rue du Temple, 76. — Très-grande collection d'appareils et d'instruments chirurgicaux de gomme et de caoutchouc vulcanisé; bandages, ceintures, bas élastiques pour varices, irrigateurs, sondes, bougies, objets pour l'allaitement artificiel; objets à l'usage de la pharmacie.

9. **GRANDCOLLOT** (L. P.), à Paris, rue Saint-Antoine, 145. — Appareils orthopédiques et instruments de chirurgie.

10. **DRAPIER** (père et fils), à Paris, rue de Rivoli, 41. — Belle collection d'instruments de chirurgie, appareils orthopédiques et hygiéniques; bandages herniaires; ceintures à pelote périnéale pour la rétroversion de l'utérus ; ceinture à pelote vaginale pour la chute de la matrice.

11. **BERGUERAND** (F.), à Paris, rue du Temple, 64. — Instruments de chirurgie et objets de caoutchouc.

12. **VITRY** (frères), à Nogent (Haute-Marne). — Instruments de chirurgie et étuis à amputation, résection, accouchement; spéculums de diverses espèces, forceps, céphalotribes, spéculum avec porte-chandelle (à gauche de la vitrine); entérotomes de Dupuytren pour la fistule stercorale; pharmacies de poche, divers modèles; trousses, étuis portatifs; instruments nombreux pour la chirurgie vétérinaire.

13. **FAVRE** (J.), à Paris, rue de l'École-de-Médecine, 1. — Grande collection d'instruments de chirurgie. Citons entre autres :

a. Pince-dilatateur à trois branches pour la trachéotomie, d'après M. Laborde, modifiée par M. Favre de façon à obtenir un écartement parallèle. On peut démonter la troisième branche pour nettoyer l'instrument.

b. Seringue de Pravaz d'ivoire noirci; meilleur marché que celles de métal.

c. Nictron du docteur Dorovini ou scarificateur à six lames de la grosseur d'une sonde uréthrale, pour scarifier la conjonctive, les gencives, etc. L'instrument renferme une pince porte-éponge.

d. Métro-dynamomètre de Tarnier, modifié par le docteur Carcassonne, instrument destiné à mesurer la force des contractions de l'utérus.

e. Appareil pour l'anesthésie locale du docteur Richardson, modifié d'après les indications de M. Duchesne. La modification permet de manier l'instrument d'une seule main.

f. Série d'instruments pour l'extraction et l'aurification des dents, d'après les indications de M. Duchesne; clef à pompe, à panneton garni de caoutchouc, avec une série de quinze crochets de forme variée; douze daviers, quatre pieds-de-biche de forme nouvelle; dilatateur de la bouche double avec abaisse-langue. Cet instrument est susceptible d'être employé du côté droit, du côté gauche ou des deux côtés à la fois.

g. Spéculum de buis, manche pliant, disposé de façon à recevoir le cautère à gaz du professeur Nélaton, avec la poche de caoutchouc servant de sac à gaz. Ce spéculum n'est pas plus gros qu'un spéculum ordinaire.

14. **MORIZOT** (C.), à Tonnerre (Yonne). — Appareils d'orthopédie pour les difformités du pied.

15. **LORIOL** (H. F.), à Paris, rue Mandar, 12. — Bandages et appareils herniaires.

16. **MABOUX**. —Bandages herniaires; pelotes de pâte de caoutchouc; coussins.

17. **FLAMET** (J. M. E., fils), à Paris, rue Saint-Martin, 143. — Ceintures et bas élastiques.

18. **FERTÉ** (A. F.) à Paris, rue Monsieur-le-Prince, 48. — Bas de tissus élastiques pour varices; ceintures hypogastriques.

19. **BIONDETTI** (H.),à Paris, rue Vivienne, 48. — Bandages herniaires (depuis 5 francs); appareils orthopédiques et herniaires; membres artificiels; prothèse nasale métallique; appareil pour les difformités du pied.

20. **MILLIARY** (L. E.), à Paris, rue Richelieu, 65. — Bandages herniaires et plaques hypogastriques.

21. **MAYOR** (H. F.), à Paris, rue du Renard-Saint-Sauveur, 9. — Instruments et appareils de caoutchouc pour l'art médical; biberons; urinoirs.

22. **WERBER** (E. A.), à Paris, rue de la Bourse, 9. — Appareils orthopédiques; ceintures hypogastriques; membres artificiels.

24. **CHARBONNIER** (J. B.) à Paris, rue Saint-Honoré 233. — Bandages herniaires et compressifs; bas élastiques et ceintures; clysopompes et objets divers d'étain; ceinture contre le mal de mer.

25. **RAINAL** (J. père), à Paris, rue Blondel, 23. — Appareils orthopédiques; ceintures, pessaires de porcelaine; bandages; béquilles d'acier.

26. **GALIBERT** (et fils), à Paris, rue Saint-Martin, 323. — Bandages et instruments de chirurgie de gomme élastique.

27. **BELIN** (H. F.), à Paris, rue Jean-Jacques Rousseau, 18. — Instruments de chirurgie de gomme élastique.

28. **BIONDETTI** (N.), à Paris, rue des Fossés-Montmartre, 3. — Bandages; appareils orthopédiques et instruments de chirurgie; nez artificiels; bandages métalliques.

29. **ARMSPACH** (E. J. J. H., maison Leblanc), à Paris, rue Saint-Antoine, 178. — Instruments de chirurgie de gomme élastique, sondes, bougies, bandages herniaires.

30. **DIÉTRICH**, rue Montmartre. — Gutta-percha naturelle pour dentistes.

31. **SILVAN** (J.) à Lyon, (Rhône), quai Saint-Antoine 12. — Ressorts et bandages herniaires.

32. **FICHOT** (A.), à Paris, rue de Rivoli, 164. — Bandages; ceintures et appareils orthopédiques.

33. **SIMON** (Paul), à Paris, boulevard des Italiens, 26. — Appareils de prothèse dentaire.

34. **DIOT** (L.), à Paris, rue du Temple, 187. — Yeux artificiels d'hommes et d'animaux.

35. **PILON** (Émile), à Clichy-la-Garenne (Seine). Yeux artificiels.

36. **DESJARDINS DE MORAINVILLE** (J. B. L.), à Paris, rue d'Enghien, 26. — Yeux artificiels.

37. **COULOMB-BOISSONNEAU**, à Paris, place de la Madeleine, 6. — Yeux artificiels; collection d'yeux avec une coloration particulière (taches pigmentaires) de l'iris; œil d'albinos.

38. **BOISSONNEAU** (père, à Paris, rue de Monceau, 11. — Yeux artificiels; échantillons d'émaux à base métallique pour leur fabrication; œil artificiel, nouveau modèle applicable indifféremment à l'orbite droit ou à l'orbite gauche.

39. **BOISSONNEAU** (A. P., fils), à Paris, rue de la Ferme-des-Mathurins, 28. — Yeux artificiels; collection d'yeux artificiels représentant différents états pathologiques de la cornée, de l'iris et du cristallin; cataractes dure, mixte et molle (chaque pièce porte une étiquette explicative). Cette collection est intéressante à étudier.

40. **FERGUSON** (E.), à Paris, rue de la Michodière, 6. — Instruments et produits pour dentistes.

41. **ROUY** (Ernest), à Paris, avenue Victoria, 1. — Dentiers et appareils dentaires.

42. **DUCHESNE** (J. B.), à Paris, rue Lafayette, 45. — Pièce de prothèse dentaire; instruments de chirurgie dentaire.

43. **PRÉTERRE** (A.), à Paris, boulevard des Italiens, 29. — Dents artificielles de différentes espèces; appareil pour redresser les dents. Pièces de prothèse pour réparer les difformités congénitales de la bouche, fissure palatine, etc., et les dégâts produits par des blessures, des maladies ou les opérations chirurgicales; médicaments dentaires; curiosités anatomiques dentaires,

44. **DEJARDIN** (A.), à Paris, boulevard de Sébastopol, 37. Dents artificielles; dentiers et appareils dentaires; eau et poudre dentifrices.

45. **CRANE** (J. W.), à Paris, boulevard des Capucines, 21. — Dentiers de porcelaine. Les dents ne sont pas coulées dans des moules, mais faites à la main.

46. **REGNART** (L.) et **JACQUES** (C.), à Paris, quai de l'École, 22. — Pièces de prothèse dentaire.

47. **VUACHEUX** (A. L. M.), à Paris, rue Gomboust, 7. — Dentiers; pièces artificielles et appareils dentaires.

48. **TROUSSEAU** (J. M.), à Rennes (Ille-et-Vilaine). — Pièces de prothèse pour réparer les dégâts de la bouche.

49. **BILLARD** (et fils), à Paris, rue Coquillière, 29, — Dents artificielles minérales; instruments de dentistes.

50. **L'HOPITAL** (C. N.), à Paris, rue Jean-Jacques-Rousseau, 15. — Belles collections de dents artificielles minérales de sa fabrication.

51. **POIRIER** (A., maison Bidart), à Paris, rue du Faubourg-Saint-tin, 22. Dents minérales; pièces artificielles de porcelaine montées sur métal et sur caoutchouc.

52. **SIMONDETTI** (L.), à Paris, rue Taitbout, 2. — Dents et dentiers artificiels.

53. **VIZIOZ** (L. B.), à Paris, boulevard de Clichy, 64. — Dents artificielles.

54. **WEBER** (J. H. C.), à Paris, place Vendôme, 16. — Caoutchouc durci pour dentistes.

55. **LAGRANGE** (A. F.), à Paris, rue du Faubourg-Saint-Martin, 134 — Dentiers.

56. **JACOWSKI** (M.), à Paris, rue Neuve-Saint-Augustin, 58. — Dentiers et appareils dentaires.

57. **DEBRAY** (A.), à Paris, rue Saint-Honoré, 243. — Dents artificielles.

58. **BEZANCOURT** (C.), à Paris, place du Havre, 17. — Pièces de prothèse dentaire.

59. **GION**, à Paris, rue de la Paix, 7. — Appareils dentaires.

61. **BURLOT ET VIAU**, à Paris, rue Rousselle-Batignolles, 21. — Armoire contenant grand nombre d'appareils pour la gymnastique de chambre.

62. **PERROT**. (Paroi latérale de la vitrine de M. Lüer). — Dessins d'instruments chirurgicaux.

63. **CARRÉ** (E. A.), rue du Faubourg-Saint-Honoré, 23. — Appareil pour lit dit *aide-malades*; pupitre organisé pour pouvoir s'adapter au lit et être employé par le malade.

64. **GALANTE** (H. et Cie), à Paris, place Dauphine, 28 et rue de l'École-de-Médecine, 2. — Appareils et instruments de médecine et de chirurgie de métal, d'ivoire, de corne, de bois, de gomme élastique et de caoutchouc vulcanisé; bandages, ceintures et bas élastiques de tissus divers.

Citons particulièrement :

a. Matelas hydrostatique du docteur Demarquay.

b. Appareil pour l'inhalation des gaz oxygène, protoxyde d'azote, etc.

c. Appareil à fractures, modèle récent, patenté, composé d'une série d'attelles qui enveloppent le membre. Chacune d'elles est garnie d'un coussinet que l'on peut insuffler d'air ou injecter d'eau.

d. Sonde uréthrale de caoutchouc vulcanisé, de Nélaton.

e. Sonde uréthrale de caoutchouc, double courant (de Galante). Jusqu'ici toutes ces sondes ont été faites de métal.

f. Ampoules doubles, hémostatiques vaginales (très-récentes), composées de deux pelotes superposées, pouvant s'insuffler indépendamment l'une de l'autre. Elles sont réunies par un tube de 1/2 centimètre de long. La supérieure étant introduite dans l'utérus et gonflée, la seconde vient occuper la partie cervicale et le bord du col est aussi comprimé.

g. Pelote pour l'épistaxis, du docteur Pinel

h. Compresseur de l'urèthre de caoutchouc vulcanisé contre l'incontinence d'urine, du docteur Plouvier.

i. Manchon pour l'occlusion pneumatique, de Guérin.

k. Manchon pour bains locaux, du docteur Demarquay.

l. Manchon de M. le docteur Clauzure, destiné à entretenir une partie du corps dans une température uniforme, d'exercer une compression donnée, et de mettre cette partie à l'abri de l'air.

m. Appareils pour l'anesthésie locale, de Sales-Girons, Demarquay et Stapfer.

n. Appareil laryngoscopique, du docteur Fauvel, et éclairage laryngoscopique par la lumière Drummond; porte-caustique laryngien, du docteur Fauvel ; excitateur laryngien, différents modèles.

o. Pulvérisateur de liquides; inhalateur du docteur Siegl de Stuttgard; un modèle de cristal, de Galante.

p. Appareil-brancard, de M. Palasciano (voy. EXPOSITION INTERNATIONALE).

q. Appareil pour l'hydro-ponction, du docteur Sales-Girons.

r. Révulseur à détente, de M. le docteur Marpin.

s. Appareil pour la crampe des écrivains, de M. le docteur Desormeaux (récent). Appareil composé de deux anneaux placés sur une plaque. Ces anneaux reçoivent l'index et le médius au-dessous de la plaque et dans une position donnée. Deux autres anneaux tiennent la plume. Lorsque le point de départ de la crampe est dans le pouce, cet appareil réussit complétement, le rôle du pouce étant rendu tout à fait nul.

t. Porte-caustique uréthral du docteur Demarquay. Modification apportée à celui de Lallemand, elle consiste en une petite sonde adossée au porte-caustique ordinaire ; cette sonde a pour effet de préciser le moment où l'on entre dans la vessie.

u. Instruments pour l'ovariotomie, du docteur Koeberlé, de Strasbourg.

v. Différentes ceintures abdominales ; bas élastiques ; sondes ; urinoirs ; pessaires ; irrigateurs ; coussins ; cornets acoustiques ; tire-lait ; vessie à glace.

65. **GUÉRIDE** (A. H.), à Paris, rue des Écoles, 61. — Appareil à double plan incliné pour la fracture de la cuisse, d'après M. Marcelin Duval.

Compresseur d'artère ; pince à pression continue et graduée (hémostatique); les mors de la pince sont garnis d'amadou.

Retroceps ou forceps asymétrique ; pulvérisateurs ; otoscope, laryngoscopes ; etc.

66. **LASSERRE** (A. L. G.), à Paris, avenue Victoria, 5. — Sondes, bougies ; pessaires de toute espèce et bandages de gomme élastique.

67. **MATHIEU** (L. J.), à Paris, rue de l'Ancienne-Comédie, 28. — Instruments de chirurgie.

Dans cette exposition très-riche, nous citerons en particulier :

a. *Instruments pour les yeux* ; curettes pour extraire la cataracte, construites d'après le principe de l'instrument de Leroy d'Étiolles pour l'extraction des corps étrangers de l'urèthre ; pince-ciseaux pour saisir et exciser l'iris ; ophthalmoscope de Foucher ; scarificateur à lame circulaire de Heurteloup, modifié.

b. Laryngoscopes ; appareils d'éclairage d'après le docteur Mandl ; polypotomes pour le larynx ; spéculum laryngien avec abaisse-langue du docteur Labordette ; pince à tordre des polypes du larynx.

c. Pulvérisateurs divers, nouveaux modèles.

d. Ténaculum-fixateur et dilatateurs de Langenbeck, pour la trachéotomie ; dilatateur à deux et à trois branches ; trachéotome de Maisonneuve ; canule à soupape limitée, de Broca (20 francs) ; canule trachée à trois clapets, de Krishaber, pour permettre au malade de parler tout en inspirant par la canule.

e. Amygdalotome de Mathieu, à manier d'une seule main.

f. Fourchette à triturer la viande pour alimenter des malades dépourvus de dents.

g. Instruments de gynécologie ; hystérotome double à lame cachée, modifié ; scarificateur du col de l'utérus ; cautère à gaz (Nélaton) ; spéculum à double courant pour la cautérisation au fer rouge ; spéculums divers ; écraseur linéaire courbe, de Chassaignac ; pince du docteur Pfeiffer pour exciser les végétations du col utérin.

h. Nouvelles aiguilles chasse-fil, de Mathieu.

i. Instruments galvano-caustiques.

k. Pince pour extraire des corps étrangers de la vessie sur la femme (Leroy d'Étiolles).

l. Instruments d'obstétrique ; forceps divers ; entre autres lénioeps dont les branches s'assemblent sur un manche transversal ; transforateur du professeur Hubert de Louvain ; instrument pour la transfusion du sang, modifié par Mathieu, composé d'un entonnoir, d'un corps de pompe et d'une canule ; la pénétration de l'air est impossible et le maniement est très-simple (prix 55 fr.) ; biberons.

m. Instruments d'ovariotomie ; canules ; trocarts et clamps, entre autre un d'après le principe de l'écraseur.

n. Uréthrotomes modèle Mathieu ; dilatateurs ; instrument pour tirer de la vessie des fragments de sondes et d'autres corps étrangers en forme de tige ; instruments pour broyer les calculs uréthraux.

o. Instrument à résection ; daviers ; scies à feuillet mobile et très-étroit ; cisaille à longues branches (Péan).

p. Instruments pour luxation ; nouvelle pince pour la luxation des doigts et des orteils ; appareil pour réduire les luxations de l'épaule, du coude, de la hanche et du genou; l'extension se fait à l'aide d'une crémaillère, un dynamomètre mesure la force, et un cliquet permet de lâcher brusquement (prix 350 fr.). M. Mathieu assure qu'à l'aide de ces instruments, 53 sur 57 luxations anciennes ont été réduites.

q. Colliers et cuirasses de cuir moulé, persillé de trous et soutenu par des bandelettes d'acier flexible; applicable à différentes difformités.

r. Membres artificiels; bras analogue à celui de M. Roger, modèle de M. Mathieu; prothèse pour l'amputation malléolaire et sous-malléolaire.

s. Instruments de physiologie; pince myographique de M. Marey; crochets et appareils pour la mesure du crâne, de M. Broca; sphygmographe de Marey.

t. Instruments d'hydrothérapie; tables à respiration; douches filiformes multiples.

68 et 80. **ROBERT** et **COLLIN**, successeurs de Charrière, Paris, 6, rue de l'École-de-Médecine. — Instruments de chirurgie humaine et vétérinaire. Une autre partie de cette exposition (celle de l'hydrothérapie), se trouve au côté central de la galerie II. Nous ne faisons que citer les instruments qui méritent d'attirer tout spécialement l'attention des visiteurs.

a. Étuis pour les opérations aux yeux, l'un des étuis construit avec beaucoup de luxe. Ils renferment entre autres un synéchotome nouveau pour trancher les synéchies iritiques. Le couteau pour la nouvelle méthode d'extraction de de Graefe. Le kystitome coudé de de Graefe. Serretelle de M. Desmarres pour l'extraction des fausses membranes. Aiguille à gouttière avec point d'arrêt pour ponction de la sclérotique dans les décollements de la rétine. Aiguille à succion pour décollements (modèle très-récent).

Strabomètres de de Graefe (ivoire), de M. Meyer, modification de Robert et Collin.

Dilatateur à écartement limité pour les voies lacrymales, d'après le docteur Galezowski (modèle récent). Lacrymotome à lame cachée de M. Giraud-Teulon. Pulvérisateurs pour douches oculaires. Ophthalmoscopes divers. Ophthalmofantôme à paupières élastiques, l'œil est mobile dans l'orbite et le fantôme rappelle fort le sujet vivant. (Prix : 40 fr.)

b. Spéculum laryngien (modèle Robert et Collin); pince avec crochet pour enlever les polypes du larynx; instrument nouveau, ingénieux, n'a peut-être pas encore été employé; trachéotome de M. Maisonneuve, pour couper la trachée de dedans en dehors et ne pas risquer de repousser la muqueuse; pinces, dilatateurs à 2 et à 3 branches; canules diverses, doubles, à soupapes, etc.; canules dilatatrices pour rétrécissement de la trachée, avec 3 mandrins d'argent, gradués, de grandeurs différentes, d'après M. Demarquay; pinces s'introduisant par la canule pour ôter les fausses membranes.

c. Amygdalotome à 3 grandeurs de tranchant; porte-aiguille à très-long bras de levier, instrument très-simple et très-pratique. (Prix : 10 fr.)

d. Lithotripteurs; brise-pierre pour l'urèthre, appareil déja employé par M. Nélaton ; brise-pierre-injecteur de M. Maisonneuve ; brise-pierre à écrou brisé et à coulant ; étui pour la lithotritie et la taille, avec un cystitome à écartement parfaitement réglé; pulvérisateur pour la vessie ; sondes diverses, à double courant ; uréthrotome de M. Maisonneuve ; pince pour extraire de la vessie des corps en forme de tige.

e. Instruments de gynécologie, entre autres : spéculum de Cusco, à 2 valves élargies à l'extrémité ; spéculum de M. Sims pour la fistule vésico-vaginale; pessaire d'aluminium ; dilatateur du col de l'utérus, d'ivoire ramolli et autres substances ; hystérotomes ; instruments pour l'opération de la fistule vésico-vaginale ; nouveau porte-aiguille et chasse-fil pour cette opération ; instruments pour l'ovariotomie ; trocart à rondelles pour fixer la canule en dedans et en dehors de la plaie (appareil ingénieux) ; clamp pour ovariotomie.

f. Instrument d'obstétrique ; pince-forceps pour faux germes; céphalotribes de Pajot; forceps brisé et autres ; instrument de M. Guyon pour la crâniotomie interne (tréphines, tire-fond et forceps appropriés).

g. Scarificateur de Heurteloup, sans fil et maniable d'une seule main.

h. Trousses divers modèles ; étuis à amputation, résection, etc.

i. Seringues à injections anatomiques ; seringues à injections au mercure, garniture d'acier ; seringues à injections sous-cutanées, curseur mobile.

k. Compresseurs des artères pour la guérison des anévrysmes, d'après M. Broca, etc.

l. Bandages ; membres artificiels, entre autres une jambe artificielle pour la désarticulation de la hanche. Le malade peut s'asseoir.

De l'exposition hydrothérapique :

m. Inhalateurs ; table à 5 becs, à 20 becs pour saturer l'air d'une salle ; pulvérisateur de Sales-Girons ; appareils pour douches oculaires ; irrigateurs continus de la vessie ; appareil pour insufflation de poudres dans l'urèthre et dans la gorge.

n. Gouttières de toile métallique ; gouttière à double fond (nouveau et intéressant).

o. Appareils divers d'ivoire ramolli et flexible : biberons, bouts de sein ; dilatateur de l'utérus, etc.

p. Appareil pour l'anesthésie locale de Richardson.

q. Appareil pour la transfusion du sang avec passage direct d'un individu à l'autre.

69. **LÜER** (A.), à Paris, place de l'École-de-Médecine, 19. — Grande

et riche collection d'instruments de chirurgie. Nous avons spécialement remarqué :

a. Boîte contenant tous les instruments pour les opérations des yeux avec le couteau à cataracte de de Graefe ; l'écarteur des paupières de Critchett, modifié par Lüer ; pince à fixation à quatre mors de Lüer ; lacrymotome de Giraud-Teulon et Lüer ; curette pour saisir le cristallin ; pince capsulaire ; serretelles ; sondes de Weber pour le canal nasal, modifiées par Liebreich ; crochet avec lame cachée pour la strabotomie.

b. Pulvérisateurs en différents modèles (40-80 francs) ; pulvérisateurs à 6 branches pour une salle.

c. Sonde pour explorer les plaies par armes à feu, avec sonnerie électrique, qui entre en action au moment où la sonde touche le projectile ; tire-balles de Lüer à crémaillère.

d. Scarificateur de Heurteloup, nouveau modèle, avec verre pour la succion.

e. Scarificateur à pompe, avec spéculum d'utérus.

f. Spéculum buccal très-simple et très-commode, susceptible de prendre différentes dimensions ; stomatoscope de Bruck, modifié par Lüer, permettant d'examiner les dents, leur racine et l'apophyse alvéolaire par transparence ; écarteur des joues.

g. Herniotome à lame cachée.

h. Canules pour trachéotomie à soupape, l'air expiré passant par la bouche. Cette canule permet aux malades de parler.

i. Fixateurs pour tumeurs et pour l'œil.

k. Forceps démontants ; perforateurs ; céphalotribes démontants de Lüer.

l. Instruments pour la taille ; pince casse-pierre, avec vis pour briser la pierre par une ouverture pas plus grande qu'un centimètre et demi ; dilatateurs pour arrêter l'hémorrhagie ; curettes à manche ; instruments de lithotritie ; brise-pierre à crémaillère ; brise-pierre tournant.

m. Étuis à amputation et à résection démontants, bandages divers et appareils d'orthopédie.

70. **DARBO** (Mme Ve), à Paris, passage Choiseul, 86. — Instruments de chirurgie ; appareils pour l'allaitement artificiel. Exposition fort remarquable.

71. **ROLLAY, MARTIN** et **LEBLANC**, à Paris, rue Cadet, 7. — Irrigateurs. Belle collection d'appareils.

72. **THIERS** (P. L. T.), à Paris, passage Choiseul, 39. — Appareils d'hygiène et d'allaitement, collection fort complète ; clysopompes ; fauteuils pour malades.

73. **LANG** et **Cie**, à Paris, rue des Petites-Écuries, 13. — Instruments de chirurgie de gomme élastique et de caoutchouc ; biberons.

74. **FLOURY** (L. I.), à Paris, rue d'Enghien, 12. — Irrigateurs. Grande exposition.

75. **SAX** (A. I., dit Adolphe), à Paris, rue Saint-Georges, 50. — Appareils à applications médicales ; émanateurs ; boîtes à goudron ; appareils désinfectants.

76. **JUNOD** (V. T.), à Paris, passage de la Madeleine, 6. — Appareil hémospasiques pour ventouses ; botte-ventouse.

77. **RICHARD** (Paul), à Paris, rue Taranne, 16. — Appareil inspiratoire pour le traitement des maladies par la voie des poumons.

79. **MARVILLE** (H.), à Paris, rue des Halles-Centrales, 1. — Couvre-oreilles de caoutchouc, pour fermer hermétiquement l'oreille sans assourdir. A l'usage des baigneurs, plongeurs, et pour préserver les oreilles du froid, des contusions.

80. Voyez n° 68.

81. **GATEAU** (H. A.) fils, à Paris, rue d'Aboukir, 46. — Appareils acoustiques.

83. **BRU** (F.), à Paris, boulevard Bonne-Nouvelle, 35. — Brosses volta-électriques du docteur Hoffmann, de Berlin, pour le traitement de diverses névroses.

85. **COURANT** (J.), à Paris, rue Louis-le-Grand, 31. — Tissus électriques ; papier dit *volta-électrique ;* appareils électro-médical.

86. **NOS D'ARGENCE** (P.), à Paris, boulevard des Italiens, 9. — Appareils électriques ; brosses électro-médicales ; accessoires pour l'électro-thérapie.

87. **ASSELIN** (P.), à Paris, place de l'École-de-Médecine. — Planches d'anatomie et de chirurgie.

90. **VASSEUR** (P. N.), à Paris, rue de l'École-de-Médecine, 9. — Modèles d'anatomie de cire ; collection de maladies de la peau, imitées par des pièces de cire. Ces pièces sont très-bien exécutées. (Voyez aussi CLASSE XII, 81.)

91. **LEFEBVRE** (L.), à Paris, rue Oberkampf, 27. — Appareil portatif pour bains de vapeur et fumigations dans le lit sans le mouiller.

92. **DURIER** (A.), à Paris, boulevard Beaumarchais, 85.— Baignoire et bains de siége.

93. **GROUT** (P.), à Rouen (Seine-Inférieure), rue de la Pie, 6. — Appareil médical de précision pour bains de vapeur.

94. **LARDIT ET TASSIN**, à Paris, rue des Fossés-Saint-Germain-l'Auxerrois, 15. — Appareils hydrothérapiques.

95. **BOUILLON, MULLER ET Cie**, à Paris, rue de Chabrol, 33. — Appareils de bains ; exposition très-complète ; appareils hydrothérapiques ; chambres de bains de vapeur avec accessoires. Notons en particulier une chaudière mobile ; pompe à air comprimé ; douches circulaires en pluie et en jet ; une doucheuse à pompe ; appareils pour douches locales ; chauffe-bains portatifs ; bains de siége avec lequel on peut donner toute espèce de douche ; appareils de chauffage.

96. **JULLIENNE** (Mme M. J. E.), à Paris, rue Saint-Denis, 303; ceinture de baignoire pour malades et pour enfants.

98. **GODEFROY**. Lit-brancard pour blessés.

99. **CHARLES** (G.), à Paris, rue de Bièvre, 10; baignoires avec appareils de chauffage; appareils d'hydrothérapie, très-belle collection.

Citons entre autres :

a. Bain de cercle.

b. Hydro-mélangeur.

c. Appareils contenant bain de cercle, bain de pluie, douches horizontales, douches obliques, douche pour la colonne vertébrale, etc.

d. Douche ascendante avec fauteuil; eau chaude et eau froide, très-pratique. 150 et 100 fr.

22. Bain de pluie fixe.

101. **LECUYER** (F. J.), à Paris, rue Montmartre, 138; appareils de bains et d'hydrothérapie; douches sèches et humides.

102. **NACHET** et fils, à Paris, rue Saint-Séverin, 17; appareils d'ophthalmologie; collection d'ophthalmoscopes de différents systèmes : ophthalmoscope de Helmholtz, de Ruete, ophthalmoscope fixe de Liebreich, binoculaire de Giraud-Teulon.

Appareil de Javal pour l'examen de l'astigmatisme; règle de Javal pour calculer les numéros des verres; boîte complète contenant les verres sphériques, cylindriques et prismatiques, nécessaires à l'examen de la vision. Représentation de maladies du fond de l'œil.

103. **BAILLIÈRE** (J. B.) et fils, à Paris, rue Hautefeuille, 19; nombreux ouvrages d'anatomie, de chirurgie, avec planches éditées par la maison Baillière.

104. **MÉRICANT** (F. M.), à Paris, boulevard Saint-Martin, 49; exposition fort complète d'instruments de chirurgie vétérinaire.

106. **BORGNIET**, à Paris, rue Vavin, 46; appareils orthopédiques; releveur utérin.

APPENDICE.

Nota. — Les exposants suivants ne se trouvent pas au *Catalogue* de la Commission impériale.

BÉNAS, rue Bourbon-le-Château, 6, Paris; instruments de caoutchouc.

135. **BOYER** (Paul), 14, place du Havre; dentiers.

BRONDET-GUÉGAN, à Rennes; fauteuil hygiénique ou pliant pour injections et irrigations dans la position couchée.

DUHAMELET, à Fécamp; pharmacie marine. Pas de numéro.

NINCK, à Nice; dentiers.

GRENET, siéges hygiéniques.

Classe XII.

1. **RHUMKORFF** (H.), à Paris, rue des Maçons-Sorbonne, 15. — Instruments de physique, parmi lesquels nous citons, comme ayant trait à la médecine :

a. Un grand appareil électro-médical, marchant au moyen de quatre éléments. Ces éléments sont disposés de telle sorte que l'on peut donner à volonté la force d'un, de deux, de trois ou de quatre éléments. Comme pour tous les appareils électro-médicaux de M. Rhumkorff, les éléments sont au bisulfate de mercure. Le prix de de cet appareil est de : 150 fr.

b. Un appareil électro-médical, à doubles bobines, à deux éléments seulement et dont le prix est de 55 francs. Les doubles bobines augmentent d'une manière très-considérable la force de cet appareil.

c. Un appareil plus petit, à une seule bobine et à deux éléments. Prix : 35 fr.

d. Enfin un appareil pour la cautérisation de M. Middeldorpf et dont le prix, avec piles, est de 250 fr.

2. **GAIFFE** (L. A.), à Paris, rue Saint-André-des-Arts, 40. — Instruments de physique et d'électricité médicale.

M. Gaiffe a exposé les appareils suivants, destinés aux usages médicaux :

a. Un appareil magnéto-faradique à rotation. Cet appareil, construit par M. Gaiffe il y a déjà plusieurs années, se compose d'un aimant fixe et de plusieurs bobines mobiles mises en mouvement au moyen d'une manivelle qui peut modifier la puissance des secousses, en éloignant ou en rapprochant l'armature mobile.

Pour augmenter la puissance de ces instruments, les bobines dans lesquelles doivent se produire les courants d'induction recouvrent, non-seulement les extrémités de fer dense, mais encore les piles de l'aimant permanent.

Ces deux paires de bobines sont reliées par un système de commutateurs qui réunissent toujours les courants dirigés dans le même sens. Le prix varie, selon le modèle, de 90 à 200 francs.

b. Un appareil volta-faradique, très-employé en médecine, surtout à cause de son petit volume et de son maniement facile. Il se compose d'une bobine d'induction, armé de son marteau interrupteur et d'une pile au sulfate de mercure, destinée à fournir le courant inducteur. On peut à volonté faire agir, soit l'extra-courant, soit le courant induit, soit enfin le courant résultant de la réunion de ceux-ci en tension. Prix : 40 fr.

c. Un appareil pour faire des expériences sur la fluorescence des liquides de l'organisme.

Cet appareil se compose d'une pile au bichromate de potasse, d'une bobine d'induction et d'un tube lumineux dans lequel le vide est fait sur l'azote avec production de la lumière rose violacée. Ce tube a la même forme que celui imaginé par MM. Fonssagrives et du Moncel pour éclairer la gorge.

On peut, au moyen de cet appareil, d'invention récente, expérimenter sur de très-petites quantités de matière. Prix : 55 fr.

Laryngoscopes de Krishaber.

Ophthalmoscopes.

19. **NACHET** (et fils), à Paris, rue Saint-Séverin, 17. — Microscopes grand modèle, objectif fort, à immersion et correction, dont le grossissement varie de 600 à 2200. (Le plus fort gardant une distance focale de 1/5 millimètre.)

Révolver porte-objectif.

Microscope pour la vision binoculaire stéréoscopique et pseudoscopique; microscope à deux et trois corps, pour démonstration, permettant à deux et trois personnes de regarder en même temps; microscope de poche de 90 millimètres de longueur, allant jusqu'à 600 diamètres; microscope petit modèle, avec platine mobile d'un nouveau système.

Instruments pour faire des coupes microscopiques très-minces.

(À LA PAROI PÉRIPHÉRIQUE.)

50. **CHEVALIER** (Arthur), à Paris, galerie de Valois, 158 (Palais-Royal). — Microscopes simples et achromatiques; boîte de verres pour l'examen de la vision; ophthalmoscopes divers; endoscopes du docteur Desormaux; objectifs; chambre claire; lampes.

51. **HARTNACK** (E. F.), à Paris, place Dauphine, 21. — Loupe de Brucke pour la dissection; chambre noire pour photographie d'objets microscopiques; prismes polarisateurs de Hartnack; goniomètre pour cristaux microscopiques.

Microscopes n° 7 A. et n° 8.

Systèmes objectifs n° 9 à 18 *à immersion*.

Série de lentilles finales jusqu'à 1/2 millimètre de foyer.

52. **MIRAND** (et fils), à Paris, rue Galande, 56. — Microscopes; lentilles. Chaque instrument porte une étiquette explicative.

En face de sa vitrine, M. Mirand a établi un microscope dans lequel le public peut examiner des préparations fort bien faites et montées sur un disque, de façon à se présenter à la file sous l'objectif de l'instrument.

53. **SOLEIL**, à Paris, rue de l'Odéon, 21. — Différents ophthalmoscopes.

54. **HOFFMAN** (J. G.), à Paris, rue Oberkampf, 8. — Spectroscopes Hoffman à vision directe.

79. **TALRICH** (Jules), à Paris, rue de l'École-de-Médecine, 41. — Modèles d'anatomie de cire, plâtre, carton-pierre et d'ostéologie humaine (100 fr.) et comparée; crâne désarticulé et remonté à la Beauchêne, et autres préparations d'ostéologie, exécution excellente :

Modèle de la moelle épinière; origine des nerfs spinaux; modèles en cire des maladies de l'urèthre et de la vessie (sous un voile); tableau contenant des spécimens d'imitation de maladies des yeux et des paupières, 1000 fr. ; vaisseaux et veines; bustes divers, etc.

81. **VASSEUR** (P. N.), à Paris, rue de l'École-de-Médecine, 9. — Modèles d'anatomie de cire; préparations diverses d'ostéologie, savoir:

Squelette articulé à distance au moyen de lames de cuivre. Les rapports des os sont conservés. Prix : 600 fr.

Tête désarticulée, remontée à distance. Les os de la face se séparent des os du crâne, les maxillaires s'écartent pour laisser voir les fosses nasales, le crâne se renverse pour l'étude de la base et enfin les temporaux se démontent pour l'anatomie de l'oreille. Cette pièce est sous glace. Prix : 200 fr.

Tête désarticulée, même monture que ci-dessus. (Sans préparation d'oreilles ni de nerfs.) Prix : 150 fr.

Collection de diverses préparations sur l'organe de l'ouïe, 14 pièces sous glace. Prix : 180 fr.

Tête d'enfant sculptée pour démontrer la première et la deuxième dentition, sur support. Prix : 60 fr.

Parmi les modèles de cire nous citerons :

Anatomie du cerveau, cinq sections à l'aide de couches mobiles. Prix : 200 fr.

Nerf grand sympathique, avec la colonne vertébrale, origines des nerfs spinaux, vaisseaux, etc. Prix : 1200 fr.

Tête entière avec les nerfs d'un côté, leur distribution; de l'autre, les vaisseaux, etc. Prix : 200 fr.

Organes du goût et de l'odorat, plexus carotidien et pharyngien. Prix : 300 fr.

Anatomie de l'œil en 13 pièces dans un cadre. Prix : 450 fr.

Oreille grossie cinq fois, externe, moyenne et interne. Prix : 80 fr.

Canal thoracique, veines azygos, ganglions. Prix : 300 fr.

Incubation en 27 pièces, représentant le développement successif de l'œuf de poulet jusqu'à la naissance. Pièce finement exécutée. Prix : 230 fr.

Tumeur hydatique du foie, située sur la face inférieure (musée Dupuytren.) Prix : 70 fr-

Cœur dont les valvules aortiques sont en partie ossifiées. Hypertrophie du ventricule gauche. Prix : 50 fr

87 **KŒNIG** (Rodolphe), à Paris, rue Hautefeuille, 30. — Intruments d'acoustique; instruments pour l'analyse des sons; résonnateurs de **Helmholtz**; diapasons pour imiter les voyelles; sirène double; phonautographe pour la méthode graphique de M. Kœnig; tuyau d'orgue ouvert à flamme manométrique, destiné à rendre visibles les compressions et les dilatations de l'air aux nœuds et au ventre de la colonne; appareil pour étudier les vibrations à l'aide de flammes manométriques exécuté par M. Kœnig à travers toute l'échelle musicale.

Diapasons différant l'un de l'autre, chacun de 4 vibrations.

98. **AUZOUX** (L. docteur), à Paris, rue Antoine-Dubois, 5, 2.

Exposition d'anatomie clastique.

1. *Homme clastique complet*, 1^{m},80, muscles, vaisseaux, nerfs, viscères que l'on peut détacher. Prix : 3000 fr.
2 *Homme clastique complet*, 1^{m},16. Prix : 1000 fr.
3. Homme clastique incomplet, 1^{m},80. Prix : 1000 fr.
4. id. id. id. 1^{m},16. Prix : 500 fr.
5. Femme, muscles, organes des cavités du tronc. Prix : 1000 fr.
6. *Bassin de femme*. Prix : 300 fr.
9. Collection de huit utérus, au 1er, 2e, 3e, 4e, 8e et 9e mois de la grossesse. Prix : 300 fr.
11. *Bassin humain mâle*. Prix : 300 fr.
12. Cerveau, système nerveux central. Prix : 150 fr.
13 Cervelet, moelle épinière. Prix : 50 fr.
14. Cerveau de grande dimension. Prix : 300 fr.

Plusieurs représentations de l'œil, de l'oreille, de la tête, du larynx.

Différentes pièces d'anatomie comparée, notamment l'anatomie du gorille.

Représentation enfin des champignons, avec indication des champignons vénéneux.

99. **LACKERBAUER** (P.), à Paris, rue Hautefeuille, 4. — Aquarelles, dessins en noir et en couleur pour les sciences médicales ; photographies d'objets et de préparations microscopiques, grossis depuis 5 à 2500 diamètres.

BRISSAUD ET LASKOWSKI, à Paris, rue des Écoles, 22. — Préparation de muscles, de vaisseaux, et de nerfs, d'après le procédé Brissaud et Laskowski.

Ces pièces se conservent indéfiniment dans leur couleur et leur volume primitif.

Les pièces exposées ont été préparées, il y a six mois, et elles ressemblent tout à fait à des pièces fraîches.

102. **BOURGOGNE ET ALLIOT**, à Paris, rue du Départ, 3. — Préparations microscopiques d'objets d'anatomie.

Exécution tout à fait remarquable. Les préparations sont parfaitement bien formées.

Citons entre autres : des coupes de dents, dans diverses directions, de l'homme, du cheval, et de divers animaux.

Section du système nerveux, coupe d'os. Petits animaux.

Préparations botaniques.

PRODUITS CHIMIQUES.

Classe XLIV. — Salle 2.

A l'entrée de la salle, exposition des différentes eaux minérales de France : Vichy, Sultzmatt, Plombières, etc.; et des sels qui en ont été extraits.

ARMET DE LISLE. — Quinine et ses composés.

DUBOSC et Cie. — Exposition brillante de produits pharmaceutiques, surtout des alcaloïdes.

Dans la vitrine inférieure, quatre grands vases renferment le sulfate de quinine, dont la maison produit 25 kilogr. par jour.

Hydrochlorate et acétate de quinine; hydrochlorate de cinchonine; glycérine, acide valérianique, chloroforme et des pains de camphre d'un blanc très-pur.

Citons ensuite, en commençant par en bas :

Dans une bouteille, une grande quantité de caféine en beaux cristaux (probablement la plus belle caféine de l'Exposition).

Plus haut nous remarquons : du lactate de protoxyde de fer, du permanganate de potasse en belles aiguilles cristallines; sulfate acide de strychnine; picrate de quinine; cholestérine et un grand nombre d'alcaloïdes.

Plus haut encore : de la strychnine, hydrochlorate et arséniate de strychnine, mannite, asparagine, de l'urée, de la narcotine, de la quinine pure, du lactate de quinine, etc.

L'exposition Dubosc est une de celles qui intéresseront le plus les médecins et les pharmaciens.

JOHN CASTHELLAZ. — A côté d'une exposition de couleurs d'aniline, on trouve des préparations de benzole et nitro-benzole et quelques produits pharmaceutiques

THOMAS et Cie. — Spécialité de quinine, de cinchonine et de leurs composés. C'est ici que cette spécialité est le plus richement représentée.

GUILLIERMOND (A. père et fils). — Quinimètre; instrument destiné à mesurer la quantité de quinine contenue dans une solution.

DESESPRINGALLE et **MOREAU.** — Acide phénique et autres préparations désinfectantes; tannin et différents alcools et éthers.

LAMOUREUX et **GENDROT.** — Grand nombre de sels inorganiques; sulfate de magnésie d'un blanc éclatant; iodure et bromure de potassium; nitrate de strontiane; permanganate de potasse; quinine et ses composés salins. Produits de substitution de la quinine. Narcéine, codéine et leurs sels. Sels de morphine, sulfate et valérianate d'atropine; beaux cristaux de tartre stibié, etc.

FAURE et **DARASSE**. — Pains de camphre; pastilles et capsules; iode sublimé.

LE BOUCHER. — Huile de foie de morue.

SALLE 3 B.

HOTTO. — Pepsine, vin de pepsine, pastilles de pepsine. — Dans une armoire, une masse brune avec l'indication : *viande digérée.*

PERDRIEL. — Bandelettes de sparadrap; sparadrap balsamique; capsules.

GENEVOIX. — Pilules, cigarettes à l'arsenic.

HANOLIE et **DEBREUIL**. — Préparations de digitaline.

PASSLIONE (A.). — Médicaments anthelminthiques, etc.

D'ESPINOY. — Pilules et sirop à l'huile de foie de morue.

FOUCHER. — Confiserie médicinale à la digitaline, au copahu, à l'aloès, etc.

GRIMAULT (H.). — Confiserie médicale.

FIMOUZE ALBESPEYRES. — Cantharides, cantharidine sublimée et cristallisée; gluten.

PHARMACIE CENTRALE DES HOPITAUX. — Exposition fort riche de préparations pharmaceutiques et de médicaments; citrate de magnésie, sulfate de quinine, santonine cristallisée, etc.

BERGEOT (de Caen). — Extraits de végétaux préparés dans le vide; fleurs de guimauve, de rose, ciguë, etc., admirablement conservées d'après une méthode spéciale.

BOYER. — Appareil pour démontrer la neutralisation de la nicotine dans la fumée de tabac.

ADRIAN. — Solutions titrées d'opium de Smyrne avec 10 pour 100 de morphine; solutions titrées d'éther, de laudanum.

MENIER. — Exposition extrêmement riche.

Outre une collection très-remarquable de métaux, nous remarquons une exposition d'alcaloïdes en beaux cristaux et d'un blanc parfaitement pur. Entre autres de la salicine, méconine, papavérine, narcéine, de la cubéine, narcotine, caféine, pipérine, érythrine, hydrochlorate de brucine, amygdaline et asparagine. — Grande collection d'extraits végétaux.

CLASSE XLIX.

Parmi les nombreux exposants d'objets de caoutchouc, il en est qui ont fabriqué des moulages du corps humain, ce sont :

306. **AUBERT GÉRARD** et Cie, 6, rue d'Enghien. — Moulage de deux mains sur nature. — Exécution excellente. — Moulages de caoutchouc applicables à l'art médical.

Classe LI. — Côté périphérique du massif central de la galerie des machines, a gauche de la rue de Normandie en venant du centre.

AUBERT GÉRARD et Cie. Paris, Harbourg, 45. — Moulage d'un corps entier, couchée sur la face antérieure; couleur naturelle; exécution remarquablement fine.

Classe IV.

Dans la galerie d'histoire du travail près de la rue de Provence.— *Plans d'hôpitaux.*

858. **ESQUIÉ** (Jacques), à Toulouse, boulevard Saint-Aubin, 24. — Asile public d'aliénés à Braqueville (Haute-Garonne).
a. Plan général, élévation de l'ensemble.
b. Vue générale.
c. Plan et élévation du quartier occupé par les aliénés idiots.
d. Élévation et coupe de la chapelle.

867. **HUOT** (Joseph-Henri), à Paris, chez M. Truphème, rue du Cherche-Midi, 55. Projet d'un asile d'aliénés pour la ville d'Aix.
a. Plan général.
b. Élévation et coupes.
c. Façade de la chapelle.

879. **PASCAL** (M.), rue Montorgueil, 70. Hospice dans les montagnes; six dessins.

882. **QUESTEL** (Ch. Auguste). Palais de Versailles; hospice de Gisors (Eure), terminé en 1861.

884. Asile clinique d'aliénés à Paris, terminé en 1867; construction fort remarquable.
a. Plan général.
b. Vue de l'établissement prise à vol d'oiseau.

ROYAUME DES PAYS-BAS

Classe XI.

2. **HECKEL** (L. van), à Rotterdam. — Jambes artificielles.

PRODUITS CHIMIQUES.

SPRUIGT et Cie.— Huile de foie de morue, purifiée ou brute; huile contenant du fer, du vin de groseille, etc.

KROMBACH. — Un sirop destiné à remplacer l'huile de foie de morue, il renferme en outre du fer, et doit être fort agréable à prendre.

P. VAN ROSSEM. — Huile de foie de morue de différentes qualités et nuances. Au bout de la table, quelques objets de caoutchouc à l'usage de la médecine.

ROYAUME DE BELGIQUE

Classe XI.

1. **BULTINCK** (Edmond), à Ostende. — Appareil électro-médical ; chaîne galvanique au magnésium.

2. **GENNOTTE** (Louis), à Bruxelles, rue d'Arenberg, 8. — Dents artificielles et dentiers sans ressorts ; yeux artificiels.

3. **GLŒSEMER.** — Appareils électro-médicaux. (Au fond de la salle).

4. **LAURYS** (Anne) et Cie, à Louvain. — (A côté du précédent). Tissus élastiques pour la confection ; corsets, bas élastiques, bandes, bottines.

WANDEN SAVEL. — Peau divine agglutinative ; pansement des plaies sans linge ; cette pellicule se fixe parfaitement sur la charpie.

Classe IX.

11. **NEYT** (A. L.) à Gand. — Photographies microscopiques parfaitement bien exécutées ; divers parasites et diverses sections de végétaux.

Classe XLIX.

PHARMACIE CENTRALE DE BELGIQUE. — Plusieurs extraits de quina, ratanhia, lichen, belladone, laitue vireuse, etc. Des sels acides de quinine, magnésie, ammoniaque, etc.

A côté :

PETIT, pharmacien à Roux, expose un élixir contre le rhumatisme et la goutte, en bouteilles accompagnées du mode d'emploi du remède.

PRUSSE

ET LES ÉTATS DU NORD DE L'ALLEMAGNE

Classe XI. — Catalogue, page 81.

LUTTER (A.), à Berlin, französische Str. 53. — Appareils et instruments de chirurgie, bandages herniaires, objets accessoires au service des hôpitaux (voyez aussi Exposition internationale pour les secours aux blessés).

2. **WINDLER** (H.), à Berlin, Dorotheen Str. 3. — Étuis à résection, étui contenant les instruments nécessaires à l'examen de l'oreille; étui pour les opérations des yeux, pour l'uranoplastie, pour l'amygdalotomie, la trépanation, l'amputation, l'opération de la fistule vésico-vaginale.

3. **REIM** (Henri), à Berlin (représentant : M. C. F. Dolz, 14, rue de l'Échiquier). — Trousses de chirurgie et d'anatomie; instruments pour les opérations des yeux, la trachéotomie, pour l'art dentaire, amputations, trépanation, laryncoscopie et accouchement; ventouses et appareils pour la saignée; douches et seringues; ophthalmoscope.

4. **MALLACHOW** (Louis-Guillaume), à Bromberg. — Dentiers.

5. **SIMON** (Albert), à Mulhausen. — Médicaments.

6. **HEIN**, docteur-médecin, établissement orthopédique à Kiel, Schlossgarten 2 (représentant, M. Tetens, 51, rue d'Hauteville). — Appareils pour l'application médicale de l'air chauffé; appareil pour une jambe (chauffage par le gaz); vues photographiques des appareils et des pièces de l'établissement; appareils pour traiter les pieds difformes; modèle d'une baignoire à eau chauffée par le gaz.

7. **KRAUSS** (Albert), à Berlin. — Seringues.

8. **GOLDSCHMIDT** (G.), à Berlin, Dorotheen Strasse 28. — Divers bandages herniaires; machines pour traiter la scoliose, la contracture du genou, le pied-bot, etc.

9. **SPEIER** (S.), à Berlin, Leipziger Str. 118 (représentant, Société des ingénieurs allemands).

a. Des chaises de fer pliables pour servir de lits de repos, de lits de repos avec closets, et de voitures pour malades.

b. Meuble pour émigrants, se transformant à l'instant en : lit d'enfant de trois grandeurs différentes, lit de repos avec appui pour les bras, lit commode renfermant tout le matériel de literie, enfin en pupitre.

c. (Objets de l'Exposition internationale).

10. **VARRENTRAPP** (F. A.), à Francfort-sur-le-Mein (représentant, Ch. Fay, 15, rue des Petites-Écuries). — Or battu à l'usage des dentistes.

11. **STANELLI**, docteur, à Potsdam. — Sangsues (dans le parc).

12. **UNGER** (Jules), à Erfurt. (Représentant, J. Wohl, 14, rue de l'Échiquier). (Voyez aussi Exposition internationale.)

Une tente d'ambulance de fer d'après celle dont on a livré 60 exemplaires au ministère prussien de la guerre, pour la campagne de l'année dernière.

Divers lits de fer susceptibles d'être repliés.

13. **COMITÉ DE LA SOCIÉTÉ POUR LE SECOURS AUX SOLDATS BLESSÉS** (représentant, Prof. Gurlt de Berlin, actuellement à Paris, rue Jacob, 58). (Voyez Parc, Exposition internationale.)

14. **SCHIROW** (C. A.) et **Cie**, à Berlin. — Voiture pour blessés.

15. **WARMBRUNN, QUILITZ** et **Cie**, à Berlin. — Instruments de physique; appareils pour l'analyse spectrale.

16. **NEUSS** (Joseph), à Berlin.

17. **PISCHEL** (Ernest), à Breslau. Weiden Strasse 5 (représentant, Nicot frères, 32, petite rue Saint-Pierre (Amelot), boulevard Beaumarchais). — Batteries galvanocaustiques d'après Middeldorpf.

a. Batterie à 4 éléments, charbon et zinc, avec conducteurs.

b. Batterie à 2 éléments pour les opérations du larynx et pour les dentistes.

c. Batterie à 1 élément pour opérations aux paupières et aux organes lacrymaux.

d. Boîte à 8 plaques pour combiner de diverses façons les éléments de la batterie *a* et boîte à 3 plaques pour la batterie *b*.

Instruments galvanocaustiques d'après Middeldorpf.

a. Un étui contenant 3 galvanocautères de différentes grandeurs, cautère en coupole, cautère de porcelaine avec différents boutons ; instruments pour cautériser les strictures du rectum, le sac lacrymal, *anses galvanocaustiques* avec 5 paires de tubes et plusieurs autres instruments.

b. Étui contenant les mêmes instruments à monter sur un seul manche.

c. Étui pour les opérations utérines.

d. Étui pour les opérations dentaires, d'après Bruck.

e. Un stomatoscope, d'après Bruck.

f. Étui pour les opérations galvanocaustiques au larynx, au pharynx, aux cavités nasales et à l'oreille.

g. Divers ustensiles accessoires aux batteries et aux instruments galvanocaustiques.

h. Divers écrits sur le galvanocaustique.

M. Pischel fabrique des instruments galvanocaustiques, depuis 1854.

18. **BETTE** (Henri), à Siedlingshausen. — Ustensiles pour pharmaciens.

Classe XII.

13. **GUNDLACH** (Ernest), à Berlin. — Microscopes et loupes.

14. **NOBERT** (Fried. Adolphe), à Barth. — Microscopes, spectromètres.

Classe LXXXIX.

5. **HESTERMAN**, à Altona. — Préparations d'anatomie comparée ; squelettes de poisson, crâne de singe, etc.

ALLEMAGNE DU SUD

GRAND-DUCHÉ DE BADE

Classe XI.

1. **FISCHER** et **Cie**, à Heidelberg. (Voyez Exposition internationale du parc.)

Classe XII.

1. **ZIEGLER** (**Dr. A.**), à Fribourg. — Objets de cire pour l'étude de l'embryologie humaine et comparée.

(Galerie II, côté périphérique. — secteur badois).

Groupe 10. — *Évolution de l'embryon humain* (8 à 9 grossissements).

1. — 3e semaine de la grossesse.
2. — 5e — —
3. — 6e — —
4. — 7e — —
5. — 8e — —

} 60 francs.

Groupe 11. — *Évolution de la face de l'embryon.*

1. — Tète à la 3e semaine.
2. — — à la 4e —
3. — — à la 5e —
4. — — à la 7e —

} 16 francs.

2

GROUPE. 12. — *Évolution des organes génitaux.*

1-4. — Type sexuel non encore défini (4ᵉ, 8ᵉ semaine).
5, 7, 9. — Type femelle (10ᵉ à 20ᵉ semaine). } 45 francs.
6, 8, 10. — Type mâle (11ᵉ à la 15ᵉ semaine).

GROUPE 13. — *Évolution du cœur humain* (60 grossissements).

4 à 10. — 5ᵉ à la 12ᵉ semaine. 60 francs.

4. **MEIDINGER** (H.), à Carlsruhe. — Galvanomètre et éléments galvaniques.

GRAND-DUCHÉ DE HESSE

CLASSE XI. — VOY. EXPOSITION INTERNATIONALE. CLASSE XLIV.

1. **MERCK**, à Darmstadt. — Alcaloïdes et préparations chimiques, à l'usage médical.

17. **KOCH** (F.), à Oppenheim. — Quinine, cinchonine, quinoïdine et autres alcaloïdes.

ROYAUME DE WURTEMBERG

CLASSE XI. — SALLE CONTIGUE A LA GALERIE II.

1. **SCHMIDT** (Carl.), à Stuttgardt. — Bandages herniaires pour hernies ombilicales crurales.

Nouveau bandage pour la hernie inguinale externe, pour retenir des nœuds hémorrhoïdaux, pour redresser le dos des jeunes personnes.

2. **SOCIÉTÉ SANITAIRE DE WURTEMBERG.** — Objets fabriqués par F. WOHL. (Exposition internationale.)

CLASSE XLIV.

1. **JOBST** (Fréd.), à Stuttgard. — Quinine, cinchonine, quinoïdine, morphine, méconine et autres alcaloïdes.

6. **KNELLER et REINHARD**, à Künzelsau. — Tartre stibié, cyanure de potassium et autres produits chimiques.

7. **BACKÉ** (Nicolas), à Stuttgardt. — Teinture antiodontalgique; poudre dentifrice, etc.

8. **MAGIRUS** (C.), à Ulm. — Fusées désinfectantes pour détruire instantanément les exhalaisons méphitiques des fosses et des égouts.

9. **GAERTTNER** (C.), à Stuttgart. — Ouate antigoutteuse. Baume de copahu à l'état solide, etc.

ROYAUME DE BAVIÈRE

Classe XII. — Secteurs bavarois, salle périphérique a la galerie III; vitrine parmi les instruments de précision.

8. **RUEDINGER**, docteur Nicolas, à Munich. — Préparations corrodées (obtenues par injections des vaisseaux et corrosion de tous les tissus organiques) de :

Reins du cheval, rate de l'homme.

Poumon et rein de l'homme, foies divers.

Pancréas.

Organe de l'ouïe des mammifères.

Appareil auditif de l'homme.

Labyrinthe mou (préparation remarquable; regarder avec soin dans la partie horizontale de la vitrine).

Organe de l'ouïe de quelques oiseaux.

5. **STEINHEIL** (C. A.), à Munich. — Appareils optiques.

6. **MERZ**, à Munich. — Microscopes.

12. **GREINER** (J.), à Munich (dans le coin de la même salle que Ruedinger). — Thermomètres à l'usage du médecin.

Classe XLIV.

SUMPER, à Munich. — Albumine du sang et albumine de l'œuf.

EMPIRE D'AUTRICHE

(Pour tous les renseignements s'adresser à M. Nobach, commissaire pour le IIe groupe).

Classe XI. — A droite de la rue d'Autriche en venant du centre.

1. **ARZBERGER**, professeur à Pribram (Bohême). — Appareil à rafraîchir les nœuds hémorrhoïdaux.

2. **BABEK**, à Vienne, Wienstrasse, 26. — Seringues pour chirurgiens.

3. **COMMISSION BALNÉOLOGIQUE**, à Cracovie. — Appareil de chauffage.

4. **DREHER** (Ignace), à Pesth. — Instruments de chirurgie.

5. **DUDITS** (docteur Nicolas) à Ozaba (Hongrie). — Procédé nouveau pour le traitement des plaies.

6. **EBERMAN** (F.), à Prague. — Dents artificielles.

7. **ECKSTEIN** (A.), à Gaudenzdorf. — Réservoirs pour la glace et litage de papier parchemin.

8. **FISCHER** (P.), à Pesth. — Instruments de chirurgie et d'obstétrique ; forceps divers ; céphalotribes ; bandages orthopédiques.

9. **KOVACS** (docteur Joseph), à Pesth. — Indicateur électrique à sonnette, pour signaler la présence d'un projectile.

L'instrument est arrangé de telle façon que lorsque la sonde vient à toucher le projectile au fond de la plaie, celui-ci ferme le circuit, le courant passe, et le carillon se met à sonner ; pince pour projectiles.

10. **KRAVOGL** (J.), à Innsbruck. — Appareil de rotation électro-magnétique pour la pratique médicale.

12. **LEITER** (J.), à Vienne Heustiftgasse, 102. — Instruments de chirurgie dans lesquels on a largement utilisé le caoutchouc durci :

Scie à résection, manche à levier pour détendre la lame à volonté ;

Plusieurs couteaux à amputation à monter sur le même manche ;

Bassins à pansement en caoutchouc durci.

Oculo-fantôme de caoutchouc. Prix : 40 fr.

Sonde pour mesurer la profondeur d'un point à atteindre dans le larynx, et la courbure à donner à l'instrument.

Compte-goutte pour le larynx.

Porte-éponge pour le larynx, avec seringue pour maintenir l'éponge humectée.

Anses galvanocaustiques pour opérer les polypes du larynx, à manier avec une seule main.

Batterie galvanocaustique à 4 éléments, très-peu volumineuse.
Appareil pour le pied-bot (caoutchouc).

Bandages herniaires pour enfants (caoutchouc).

Stéthoscopes, laryngoscopes.

Seringues à injections, et sous-cutanées (7 fr. avec une canule d'or).

Appareil inhalateur ; appareil d'induction.

Étui gynécologique du professeur Braun.

Pompe à douches utérines. Prix : 14 fr.

Pompe à manivelle, avec tube de caoutchouc (principe remarquablement simple, 15 fr.) ;

Étuis d'instruments pour les opérations à l'oreille, aux yeux; pour amputations, ophthalmoscopes, etc.

Les instruments de caoutchouc durci sont d'un prix particulièrement bas, inattaquables aux liquides organiques et aux agents thérapeutiques, enfin suffisamment solides.

13. **MANG** (J.), à Prague. — Instruments de chirurgie, étuis divers, trousses, forceps, etc.

15. **PEFFERMANN** (P.), à Vienne, Hoher Markt, 1. — Dents et râteliers artificiels.

16. **POITLER** (Ch.), à Vienne, Lerchenfelders Strasse, 110. — Seringues pour chirurgiens.

17. **REISS** (Aug.), à Vienne, Stiegengasse, 3.—Appareils pour bains et douches.

Classe XII. — Exposition anatomique de M. le professeur Hyrtl, côté périphérique de la Ire galerie a gauche de la rue d'Autriche en venant du centre.

1 et 2. Deux tableaux renfermant des squelettes de poissons rares. Les exemplaires sont remarquables par leur grosseur et la pureté de leur exécution. Prix de chacun : 1000 fr.

3. Squelettes de diverses espèces de batraciens urodèles, notamment des salamandres et des protées. Prix : 1250 fr.

4. Squelettes de crocodiliens, préparés par M. le prosecteur Friedlowsky. Prix : 500 fr.

6 Tableau de labyrinthes de l'ouïe de tous les ordres des mammifères. Citons entre autres animaux rares l'ours antédiluvien, le gorille, le tigre, quelques pachydermes et les cétacés. Prix : 3750 fr.

7. Tableau des osselets de l'ouie de toutes les classes des vertébrés,

8, 9 et 10. Labyrinthes de plusieurs oiseaux, préparés, soit isolément, soit dans leurs rapports avec le reste du squelette de la tête. Osselets du tympan. Prix : 500 fr.

Partie de ces préparations ne sont que des moules des cavités labyrinthiques, obtenus par la corrosion, partie sont travaillées sur l'os lui-même.

11 à 16. Variétés de la distribution vasculaire dans le placenta et le cordon ombilical. Il suffit toujours d'injecter une des artères du cordon pour remplir les deux, à cause des anastomoses qui existent entre elles.

Le placenta n° 11 appartient à des jumeaux de même sexe avec le même chorion, mais deux amnios. Le placenta n° 12 appartient à des jumeaux de sexe différent, l'amnios et le chorion étaient doubles. Prix : 750 fr.

13. Le cordon se divise en plusieurs troncs vasculaires, avant d'avoir atteint le placenta. Les vaisseaux suivent librement la surface placentaire pendant un certain trajet.

14. Placenta d'un embryon à terme. Le cordon porte un nœud lâche et *naturel;* le nœud n'a pas empêché la réussite de l'injection.

16. Placenta d'un embryon à terme avec trois petits placentas accessoires.

17 à 41. Préparations corrodées du rein, du foie et du poumon. Prix : 1000 fr.

Au point de vue de la répartition des vaisseaux, le rein est divisé en deux moitiés, l'une postérieure, l'autre antérieure, entre lesquelles il n'y a pas d'anastomose. (Nos 22, 23, 33, 37, 38, 39.)

24. Présente la topographie du hile rénal.

25. Rein placé au détroit supérieur du bassin, à droite; hile tourné en avant. Les vaisseaux lui viennent de l'aorte, de l'hypogastrique et de l'iliaque.

38. Système des veines superficielles du rein du chat.

41. L'artère d'un lobe du poumon *gauche* vient de l'artère pulmonaire droite.

27 à 31. Préparations du foie.

42. Quelques dessins de squelettes de poissons rares, pour servir à l'ouvrage : Ostéologie comparée des poissons. Ensuite dix boîtes, renfermant les préparations microscopiques injectées du professeur Hyrtl. Chaque pièce porte son étiquette. Prix des dix boîtes : 875 fr.

12 M. ADAM POLITZER, Privat docent à l'Université de Vienne. (Dans un cadre suspendu à la muraille à côté de l'exposition Hyrtl). — Anatomie normale et pathologique de la caisse du tympan ; plusieurs anneaux et membranes du tympan ; perforations et dépôts calcaires, adhérences au promontoire ; opacité de la membrane.

Chaque pièce porte son étiquette explicative.

15. De M. FEICHMANN, professeur à l'Université de Cracovie. (Dans une armoire vitrée à côté de l'exposition Politzer.)— L'armoire vitrée renferme :

1 à 22. Crânes de 20 espèces de mammifères, entre autres plusieurs espèces du genre chat, notamment le tigre, dont le crâne, scié longitudinalement, est exposé en deux moitiés au premier plan. Les crânes sont sciés dans le sens de la longueur et à différentes profondeurs dans le sens transversal. La structure de l'*organe de l'odorat* est une des curiosités de cette collection comparative. Le préparateur a vaincu les difficultés très-grandes de semblables préparations et il présente au public médical une collection vraiment curieuse. Prix : 1000 fr.

23. Un crâne humain, d'une exécution sans reproche. Ce crâne est susceptible de se partager en plusieurs morceaux par des coups de scie donnés dans différentes directions. L'os temporal notamment a été le sujet d'un travail tout à fait remarquable. L'oreille interne est mise à nu. En dirigeant convenablement quelques coups de scie, en remplaçant artificiellement les muscles des osselets et en mettant des fils à la place des filets nerveux, M. le professeur Teichmann est

parvenu à démontrer complétement l'anatomie si compliquée du rocher. Pièce excellente pour l'enseignement. Prix : 600 fr.

24. Crâne d'enfant avant l'époque de la seconde dentition. Les alvéoles dentaires sont découvertes et mettent à nu les dents définitives qui poussent devant elles les dents de lait. Prix : 120 fr.

25 à 27. Conduit thoracique de l'homme, le n° 25 est une anomalie assez rare.

28 à 39. Série d'injections du conduit thoracique de petits mammifères, dans de petits bocaux d'esprit-de-vin.

Prix des nos 25 à 39. 2300 fr.

Faute de place suffisante, les préparations qui suivent sont, ou exposées sans pouvoir être vues commodément, ou non entièrement déballées. Nous adressons à M. Noback, préposé à la direction du IIe groupe, les personnes qui désireraient examiner ces pièces.

40 à 41. Artères, veines et lymphatiques des extrémités supérieures et inférieures. L'injection des lymphatiques est faite par une masse susceptible de se solidifier et non par du mercure, comme on l'a fait jusqu'ici.

Prix, extrémité supérieure : 2000 fr.

Prix, extrémité inférieure : 1900 fr.

42 à 43. Veines superficielles des extrémités supérieures et inférieures de l'homme ; remarquez surtout celles de la plante du pied.

Prix, extrémité supérieure : 100 fr.

Prix, extrémité inférieure : 650 fr.

44. Artères et veines profondes de l'extrémité supérieure : 540 fr.

45. Étui avec injections microscopiques des vaisseaux sanguins. Prix : 30 fr.

46 à 48. Trois étuis avec injections microscopiques des capillaires et des chylifères. Pièces remarquables par leur perfection. Elles ont servi de base à l'ouvrage du professeur Teichmann sur le système lymphatique. Leipzig, 1861. Prix : 1760 fr.

Quelques-unes des préparations ne sont pas à vendre. M. Teichmann, peut, le cas échéant, se charger d'exécuter d'autres préparations semblables ; notamment des préparations ostéologiques. Pour plus de renseignements, s'adresser à M. Noback, qui se trouve en général dans cette salle ou dans le voisinage immédiat de cette partie de l'exposition.

CONFÉDÉRATION SUISSE

Classe XI.

1. **BENOIT** (Aug.), à Genève. — Appareil pour douches (dans l'an-

nexe, derrière l'exposition suisse des Beaux-Arts, salle des instruments de musique).

2. **CHERBUIN** (F.), à Yverdon (Vaud). — Bandage herniaire.

4. **DEMAUREX** (F.), à Genève. — Membres artificiels.

5. **APPIA** (docteur), à Genève. — Appareil pour le transport des blessés.

ROUSSEL (docteur), à Genève. Appareil pour la transfusion du sang : Ventouse avec lancette se continuant par une poche de caoutchouc, puis une pompe de caoutchouc, un tube de verre pour voir passer le liquide, et enfin une canule pour la sortie. A l'aide d'une disposition particulière, on peut ajouter des liquides étrangers au sang transfusé. L'appareil est hermétiquement fermé à l'air.

Classe XII.

12. **SOCIÉTÉ POUR LA CONSTRUCTION D'INSTRUMENTS DE PHYSIQUE DE GENÈVE.** — Salle des instruments de précision. Entre autres :

Un tonomètre, pour mesurer la pression intra-oculaire dans le glaucome. (Voy. la légende explicative du professeur Thury, de Genève.)

ROYAUME DE DANEMARK

Classe VI.

1. **INSTITUTION ROYALE DES AVEUGLES.** — Livres de lecture, cahiers de musique, procédés d'écriture pour aveugles.

Classe XI.

Nos 1 et 2 du catalogue ne sont pas arrivés. En revanche le catalogue n'indique pas :

NYROP (C.), à Copenhague. — Grande collection de bandages, d'instruments de chirurgie et d'appareils orthopédiques.

Citons notamment : bandages herniaires à pelotes de forme variée, céphalotribes, pelvimètre, jambes artificielles et ostéotome.

Classe XLIV. — Produits chimiques.

NATHAN. — Huile de foie de morue et huiles de divers poissons.

ROYAUME DE SUÈDE

Classe XI.

1. **S. A. R. LE PRINCE OSCAR**, à Stockholm. — Appareils de gymnastique, système Ling, construits par le professeur Georgii.

2. **STILLE** (A.), à Stockholm. — Instruments de chirurgie; ophthalmoscope monté sur une monture à lunette; appareils complets pour la lithotritie; céphalotribes, instruments pour les yeux, etc.

3. **JACOBY**, à Stockholm. — Instruments de chirurgie et de pansement.

4. **LINDSTROEM** (J. G.), à Gothembourg. — Lit mécanique pour malades et blessés.

5. **SANDAHL** (O.), à Stockholm. — Plan d'un appareil médico-pneumatique (pour bain d'air comprimé), établi à Stockholm en 1860.

Classe XII.

13. **HARTKOPFF** (A.), à Stockholm (nord de la galerie II). — Douze têtes d'ethnologie sculptées par Daniell; imitation de crânes de diverses races (Mongols, Chinois, Cafres, Boschisman, Hottentots, Caraïbes, anciens habitants du Pérou, du Mexique); les crânes sont recouverts d'un côté par les parties molles; imitation d'un gorille, grandeur naturelle; préparations corrodées du rein, une imitation de cire d'une préparation semblable.

Allumettes chimiques sans soufre ni phosphore (Jonkopings, Säkkerhetstandstikkos).

MUNKTELL, à Grycksbo. — Papier à filtrer.

ROYAUME DE NORVÉGE

Classe XI.

Nos 1 et 2 ne sont pas arrivés.

3. **GALLUS** (M.), à Christiania. — Instruments de chirurgie.

4. **METTE** (Jean), à Christiania. — Instruments de chirurgie.

Classe XLIV. — Produits chimiques.

HAUSSEN et **MOLLER**. — Huile de foie de morue.

ROYAUME D'ESPAGNE

CLASSE XI.

1. **CLAUSOLLES** (Émilio), à Barcelone. — Instruments de chirurgie ; appareil d'électrothérapie : mains, jambes, pieds, bras, nez artificiels ; bandages ; service de table pour manchot, etc.

3. **PI Y MASANES** (Juan), à Barcelone. — Appareil de cuir rigide ; jambes artificielles.

4. **CHEVALIER FRÈRES**, à Madrid. — Appareils de chirurgie ; ceintures abdominales.

6. **AGUILERA** (Cie Francisco), à Madrid. — Appareils et instruments médico-gymnastiques ; cinésomamètre tibio-tarsien.

7. **CLAUSOLLES Y POUTET** (Emilio), à Barcelone. — Mannequin de femme de grandeur naturelle avec toutes les articulations ; appareil d'orthopédie.

8. **ANTOINE Y BOUSQUET** (Nicolas), à Valencia. — Tableau dentaire.

9. **LANDA Y ALBAREZ** (voyez EXPOSITION INTERNATIONALE).

10. **GORRIZ** (Pedro) fils, à Pampelune. (Voyez EXPOSITION INTERNATIONALE DU PARC.)

APPENDICE.

J. **PRADERA**, à Barcelone, rue Sainte-Anna. — Yeux artificiels en émail, maladies diverses.

CLASSE XII.

4. **VELASCO GONZALES** (Pedro), à Madrid. — Pièces d'anatomie, ostéologie ; modèles de pièces ostéologiques artificielles ; pied considérablement grossi.

CLASSE IV.

1. **CUBAS** (Francisco). — Projet d'une maison de maternité.

6. **ZARACIBAL** (Julio), à Madrid. — Projet d'hospice.

EMPIRE RUSSE

CLASSE XI.

2. **ÉTABLISSEMENT GALVANIQUE DU CORPS DU GÉNIE** à Saint-Pétersbourg. — Inducteur électro-magnétique médical.

3. **FABRIQUE D'INSTRUMENTS CHIRURGICAUX DU MINISTÈRE DE LA GUERRE** à Saint-Pétersbourg. — Instruments de chirurgie; étui avec instruments pour les opérations aux yeux, notamment ceux de la nouvelle méthode d'extraction de Graefe; laryngoscopes et laryngothérapie; trachéotomes-canules; collection très-complète d'instruments pour amputations, etc.; boîte pour les opérations utérines; cisailles, etc.

4. **HAASE** (Charles-Chrétien), à Saint-Pétersbourg. — Bandages herniaires; ceintures.

5. **VARYPAEFF** (Théodore et Jean), à Pavlovo, district de Gorbatow, Nijni Novgorod. — Instruments de chirurgie.

7. **PIK** (Joseph), à Varsovie. — Appareil électro-médical remarquablement petit.

8. **SCHIMANOUSKY**, à Kiew. — Instruments de chirurgie.

ROYAUME D'ITALIE

CLASSE XI. — GALERIE II, CÔTÉ PÉRIPHÉRIQUE, SECTEUR ITALIEN.

2. **BALDINELLI** (Ferd.), à Milan. — Étui pour amputations, opérations gynécologiques; bandages herniaires; spéculum vaginal.

3. **GENNARI** (Henri), à Milan. — Instruments de chirurgie, étuis divers; jambes artificielles: appareils orthopédiques; ceintures herniaires.

5. **TOFFOLI** (P.), à Padoue. — Instruments de chirurgie et d'oculistique; instruments pour autopsies, entre autres : rachéotomes du professeur Brunetti pour ouvrir le canal vertébral.

6. **BELTRAMI** (Joseph), à Plaisance. — Instruments de chirurgie; trépans; trousses pour amputations; trousses de poche.

8. **LOLLINI** (Pierre et Paul), à Bologne. — *Sphénotribe* modèle Lollini (Céphalotribe combiné avec un instrument pour perforer la base du crâne); le perforateur suit la courbure du bassin.

Deux leviers du professeur Fabri, chaque levier représente une seule branche de forceps.

Différents perforateurs et modèles de forceps.

Tire-pied en anneau, du professeur Rizzoli.

Pince crânioclaste, du professeur Rizzoli.

Brise-pierre du professeur Fabri; une lame prismatique sert à faire dans la pierre un premier trou par lequel on introduit un mandrin qui fait sauter le calcul.

Instruments de trachéotomie, du professeur Rizzoli; on introduit la canule comme un trocart.

Tenailles brise-pierre, de Rizzoli.

Spéculum à 4 valves; spéculum pour la fistule vésico-vaginale, monté sur un pied et maniable par une vis.

Spéculum Batilani, pour la même opération avec point d'appui sur le sacrum.

Appareil de Rizzoli pour produire des fractures artificielles, la force est amenée par un pas de vis.

Pince du docteur Pulioli pour la fistule anale, cet instrument évite l'hémorrhagie ; mécanisme analogue à la pince de Dupuytren pour la fistule stercorale.

Crochet pour tirer des aiguilles de la vessie.

Pelvimètre à 3 branches, de Peluzzi.

Couteau lancéolaire du professeur Marqui pour les opérations à l'œil. La lame se compose de deux pièces, dont l'une peut s'écarter par le jeu d'un ressort et élargir ainsi la plaie.

Porte-aiguille de Rizzoli pour la staphylorrhaphie, etc.

9. **BARBIERI**, secondo, à Pise. — Instruments de chirurgie.

10. **CARRALI** (Americ), à Pise. — Instruments de chirurgie dentaire.

Classe XII. — Galerie des arts libéraux. Italie, au nord de la rue de Russie.

73. **BETTINI** (César), à Bologne. — Lithographies anatomiques.

75. **BRUNETTI** (L.), professeur à l'Université de Padoue.

M. le professeur Brunetti a numéroté chacune de ses préparations. Nous ne les désignerons pas d'après l'ordre de ses numéros, mais d'après l'arrangement dans les vitrines, tout en indiquant d'ailleurs le numéro de la préparation.

PREMIÈRE VITRINE HORIZONTALE.

16. Poumon humain normal. La couleur brune vient du mode de préparation. C'étaient les premiers essais de l'inventeur, et sa méthode n'était point alors aussi perfectionnée qu'elle l'a été plus tard.

Vient une suite de pièces démontrant l'anatomie pathologique de la tuberculose pulmonaire.

55. Tuberculose miliaire aiguë du poumon, partagé en deux moitiés; d'une femme de trente ans qui mourut en quelques jours avec des symptômes typhoïdes.

56. Tuberculose pulmonaire chronique.

57. Tuberculose chronique. Coupée en tranches nombreuses. Le lobe inférieur est hypérémique et présente des granules pigmentaires naturels. De là la couleur violacée.

58. État ultime de la maladie. Caverne énorme dans tout le lobe supérieur.

Maladies du cœur.

25. Cœur humain normal. Remarquablement bien préparé. Pièce très-réussie.

30. Hypertrophie légère.

31. Hypertrophie moyenne. Cœur du professeur MUGNA avec l'aorte et des dépôts athéromateux très-prononcés.

17. Hypertrophie extrême produite par l'insuffisance de l'aorte. Cette pièce est peut être un peu plus volumineuse que dans l'état vivant, car ici toutes les cavités sont simultanément dilatées; pendant la vie, elles ne le sont qu'alternativement.

Viennent ensuite :

53. Placenta humain normal.

52. Placenta humain normal, rendu plus transparent par une modification de la méthode préparatoire.

Reins.

22. Rein normal. Coupe longitudinale. A l'aide du microscope et d'un léger grossissement, on voit ici tous les canalicules urinifères des pyramides. Il est très-facile de trouver dans la substance corticale des corpuscules de Malpighi. Ceux-ci sont renfermés dans la capsule de Müller, maintenue béante par la préparation. Il est même possible de voir par-ci par-là la queue du corpuscule, c'est-à-dire les vaisseaux afférents et efférents et le canalicule qui continue la capsule.

36. Rein unique trouvé dans la cavité du sacrum sur la ligne médiane. Il n'y a qu'un uretère qui est fort dilaté dans la pièce ci-contre, puis trois veines et deux artères. L'uretère se dirige immédiatement en avant.

23. Kyste du rein. Atrophie du reste du tissu rénal. Le malade, âgé de cinquante-deux ans, mourut avec les symptômes de l'anasarque.

14. Abcès de la substance rénale et calculs rénaux.

Circulation centrale à la naissance et immédiatement après.

26. Organes thoraciques d'un enfant mort-né. Le conduit artériel de Botal est passablement large. Artère pulmonaire encore fort étroite.

27. Organes thoraciques d'un enfant qui a respiré quatre jours. L'artère pulmonaire est plus volumineuse. Le canal de Botal existe encore; il s'est rétréci.

28. Organes thoraciques d'un enfant qui a vécu cinq jours. Les modifications ci-dessus sont encore plus prononcées.

29. Cœur d'un fœtus bicéphale; la colonne vertébrale était double aussi. Les deux cœurs ne sont réunis que par du tissu connectif. Il n'y a pas de paroi entre les cavités.

12. Vessie urinaire de l'homme. Hypertrophie des parois avec

trois diverticula causés sans doute par la présence d'un calcul vésical.

5. Main humaine. Articulations encore fort mobiles.

6. Main et bras.

7. Syndesmologie du coude. Tous les mouvements sont possibles, notamment la pronation et la supination. Pièce excellente pour démontrer la physiologie du coude, favorable à l'enseignement.

8. Articulation du genou.

9. Luxation du fémur. La lésion dans la capsule articulaire est faite artificiellement pour permettre de voir la tête osseuse.

10. Fracture du fémur. Il n'y a pas eu formation de cal.

DANS LA DEUXIÈME VITRINE HORIZONTALE.

59. Rate humaine. Une hypérémie chronique en a notablement augmenté le volume.

35. Rate humaine provenant du même individu que le rein n° 36, le cœur n° 32 et le foie n° 34. Une jeune fille de quinze ans avait une transposition des viscères et d'autres anomalies que nous décrirons plus bas. La rate était dans l'hypochondre droit. Structure normale.

34. Foie de la même personne. Le lobe gauche est le lobe le plus grand.

20. Foie cirrhotique.

19. Foie normal.

13. Anévrysme de l'aorte.

15. Rétrécissement de la valvule mitrale.

33. Transposition du poumon droit chez la personne du n° 35.

24. Cœur normal. Pièce très-bien préparée.

61. Cœur humain. Sténose de la valvule mitrale.

62. Cœur avec atrophie de ses parois. Essai d'obtenir la couleur naturelle. L'inventeur lui-même trouve que la pièce est un peu manquée.

PREMIÈRE ARMOIRE VERTICALE.

66. Tête d'une femme. Section au travers du cou.

54. Organes thoraciques humains normaux. Le professeur Brunetti les a offerts à Sa Majesté le roi d'Italie. C'est une pièce excellente; la préparation est une des plus soignées et des mieux réussies de toute l'exposition. — Les cavités du cœur sont ouvertes pour qu'on puisse en voir l'intérieur. La moitié antérieure du poumon est enlevée dans le même but. La pièce entière est excellente pour la démonstration aux élèves.

52. Pièce extrêmement rare et intéressante, c'est le cœur de la jeune fille dont il est question au n° 35 et suivants. Ce cœur se trouvait à droite et les cavités ainsi que les gros vaisseaux sont tous intervertis. En outre, on observe une sténose congénitale de l'artère

pulmonaire ; une perforation double de la cloison interauriculaire et enfin une communication interventriculaire de quatre centimètres de diamètre environ. La jeune fille était cyanosée au plus haut point. Elle vécut jusqu'à l'âge de quinze ans.

Anatomie comparée.

Les préparations suivantes concernent cette branche :

18. Foie normal du chat.
43. Rate
38. Cœur
37. Coupes longitudinales du poumon
40. Duodénum
40. Intestin

(43 à 40 : de la tortue.)

Toutes ces pièces proviennent d'une grosse tortue marine de l'Adriatique.

Le cœur et les poumons représentent à merveille la structure particulière à cette classe d'animaux.

65. Tête d'un dindon.

Anatomie topographique.

64. Organes thoraciques, partagés en trois morceaux par deux coupes horizontales pour faciliter l'étude des rapports. Cette pièce est susceptible de démontrer à merveille la topographie des organes intrathoraciques. Nous ne saurions rien imaginer qui remplisse mieux le but didactique. Cette méthode de démonstration remplacera évidemment la congélation. C'est de toutes les pièces exposées par M. Brunetti celle qui présente l'intérêt le plus général.

APPENDICE.

48. Intestins et ulcères tuberculeux. Près des ulcères, la muqueuse s'est repliée sur elle-même; tout autour, la muqueuse est œdémateuse, ce que représentent très-bien les mailles élargies de la préparation. Remarquez notamment les vaisseaux béants qui courent aux anses intestinales, entre les deux feuillets du mésentère.

46. Intestins normaux. On voit aussitôt au plus léger grossissement et à l'éclairage direct, les villosités intestinales et les embouchures des glandes de Lieberkühn.

51. Dysenterie du côlon. Dissociation diphthéritique de la muqueuse.

49. Ulcères tuberculeux du gros intestin.

Pour être complet, nous citerons encore les pièces suivantes, lesquelles ne sont pas toujours visibles.

1. *Index*. — 2. Tronc de Vénus. — 3. Le suicide puni. (Tête de jeune fille, mordue par des serpents.) — 4. Deux mains l'une dans l'autre. Hippocrate et Morgagni se tendant la main.

76. **ŒHL** (Eusèbe), à Pavie. — (Même salle.) — Injections microscopiques.

77. **MARCHI** (P.), à Florence. — (Même salle.) — Préparations microscopiques.

80. **RANDACIO** (F.), à Palerme. — (A l'angle de la salle.) — Modèle de cire d'une partie de crâne humain, de l'ouïe humaine. Cœurs d'enfant préparés à sec (vaisseaux injectés au mercure).

81. **COPANI GAETAN**, à Palerme. — Préparation à sec de l'ouïe humaine. Modèle de cire d'un demi-buste humain.

Nota. — Les objets d'anatomie ne sont pas tous exposés, il en est quelques-uns qui séjournent auprès de la commission italienne.

ÉTATS PONTIFICAUX

1. (**AURELI-MARCO**), à Rome. — Instruments pour la cautérisation au fer rouge.

ÉTATS-UNIS D'AMÉRIQUE

Classe VI. — Produits d'imprimerie et de librairie, galerie II, côté périphérique.

1. **HOWE** (S. G.), à Boston (Massachusetts). — Livres et instruments à l'usage des aveugles; bible, œuvres de Milton, etc.; carte de l'Europe pour aveugles.

Classe XI.

1. **BARNES**, chirurgien en chef de l'armée fédérale à Washington. — Plan-relief de l'hôpital Lincoln à Washington, dressé rapidement pour l'usage militaire; les bâtiments administratifs sont au centre du triangle. — A côté, modèle grossi d'une des baraques.

Voyez en outre Exposition internationale du parc.

Dans une boîte sur la même table se trouvent :

Des photographies sur verre d'objets microscopiques, quelques unes d'entre elles sont fort remarquables.

Citons : Section d'iléum ulcéré; section de tissu osseux; section de tissu cartilagineux; fibres musculaires striées.

Un exemplaire de *Pleuroigma angulatum*, grossi 2344 fois, les hexagones sont fort nettement dessinés.

26. **CRANDALL** (L. et fils), à New-York, Grand street, 470. — Béquilles et tiges pour béquilles.

Le long de la même paroi.

COMPAGNIE CONDELL, LIFE LIKE LIMB (A. F. WILLIAM, agent à Farmington, Connecticut). — Membres artificiels.

9. **LINCOLN** (M.), à Boston. — Bras artificiels.

16. **MOODY** (Madame S. A.), à New-York, East sixteenth street, 12. — Corsets hygiéniques.

14. **ALLEN** (J. et fils), à New-York, Bond street, 22. — Dents artificielles; râtelier à gencives continues.

11. **WHITE** (S. S.), à Philadelphie. — Très-grande collection de dents artificielles; fournitures à l'usage des dentistes; or en feuilles; or fin et mat; fauteuil pour dentistes (très-confortable), pouvant servir aussi à d'autres opérations chirurgicales; belle boîte d'instruments.

17. **JONHSON** et **LUND**, à Philadelphie. — Dents artificielles.

MINISTÈRE DE LA GUERRE. — Dans le même groupe (vitrine horizontale, le long de la rue d'Afrique). — Nombreux étuis pour amputation, résection, trépanation, cathéters, etc.; attelles pour fractures et pansements.

ABBEY (Ch. et fils), à Philadelphie. — Or en feuille.

NOTA. — Les numéros d'exposants que nous indiquons ici ne correspondent pas avec ceux du Catalogue de la Commission impériale. Nous indiquons les numéros *tels qu'ils sont en réalité sur les objets exposés*.

La plupart des objets indiqués dans le catalogue ne sont pas arrivés.

PRÉPARATION CHIMIQUE :

HARDING WESTON. — Une bouteille de solution d'iode. La solution est censée contenir 1 centigramme sur 3 grammes 20 centigrammes d'eau.

ROYAUME-UNI DE GRANDE-BRETAGNE ET D'IRLANDE

CLASSE XI.

Les produits anglais de la Classe XI sont exposés dans l'espace compris entre la Galerie II et la Galerie III, et dans le secteur renfermé entre la rue des Indes et la rue d'Angleterre.

2. **ASH** (Claudius et fils), à Londres, Broad street, 7, 8, 9. —

Grande collection de dents de pâte minérale; instruments à l'usage des dentistes; or en feuille; différents spécimens de caoutchouc durci, douze variétés d'une qualité excellente.

3. **BACON** (George Washington), à Londres, Paternoster row, 48. — Appareils gymnastiques et trapèzes de salon; gymnase de salon (dans une armoire ouverte, avec quelques gravures).

5. **CAITHUESS** (Comte de), à Londres, Hill street, 17, Berkeley-square. — Jambe artificielle.

6. **CRAPPER** et Ce, à Hanley, White-house, Broad street. — Appareils à l'usage des dentistes; instruments; pinces; spéculum oris.

7. **CRISP** (docteur Edwards), à Londres, Beaufort street, 42 (Chelsea). — Yeux de 600 espèces d'animaux; grande collection de cristallins de différents animaux; préparations diverses et imitées d'anatomie comparée pour servir de base à une nouvelle méthode d'enseignement de cette science.

8. **GABRIEL** (M. et A.), à Londres, Ludgate Hill, 64. — Dents artificielles.

13. **LEMALE** (R. et Cie), à Londres, Chandos street, 62. Strand. — Grande collection de dents de pâte minérale; gencives artificielles.

14. **LONGDON** (F. et Cie), à Derby, Canal-street. — Ceintures et bas élastiques pour varices, très-belle confection.

15. **MARSDEN** (W. J. et Cie), à Sheffield, Upperthorpe road. — Respirateurs; treillis métalliques de différents métaux; abat-jours et plastrons.

16. **MASTERS** (Moïse), à Londres, New-Kent road, 210. — Membres artificiels; main artificielle pouvant tenir la plume, les cartes à jouer, etc.; service de table pour mains artificielles.

17. **NORMAN** (S. fils), à Londres, Oakley street, 3, Lambeth. — Pied artificiel pour une jambe de bois; appareil pour hausser une jambe courte, pied artificiel de liége.

19. **PACHE** (Ch.), à Birmingham, Lower Hurst street, 63. — Yeux artificiels d'hommes et d'animaux.

22. **REIN** (F. C. et fils), à Londres, Strand, 108. — Appareils acoustiques les plus variés; fauteuil acoustique; coiffures acoustiques: cornets acoustiques; porte-voix; stéthoscopes, etc.

24. **ROTH** (docteur M.), à Londres, Old Cavendish street, 16 a. — Appareils, instruments, dessins de gymnastique pour les enfants. Modèle de bain.

25. **SALT** (Thomas-Partridge), à Birmingham, Bull street, 21. — Bandages herniaires; ceintures élastiques.

26. **SAVORY** et **MOORE**, à Londres, New-Bond street, 143. (Agent Fowler, 11, rue d'Enghien). — Ambulances militaires et caisses à médicaments; ventouses; pharmacie portative fort remarquable; pharmacie de campagne pour l'armée.

28. **TWINBERROW** et fils, à Londres, Edward street, 6. Portman-Square. — Clysopompes à réservoir et clysoirs à syphons.

29. **WAITE** (George), à Londres, Old Burlington street, 2. — Instruments et appareils de chirurgie.

30. **WRIGHT** (docteur Henry G.), à Londres, Somerset street, 23. — Appareil pour maintenir le brillant du laryngoscope à l'aide d'un courant électrique.

2. Utérotome double pour l'élargissement du col de l'utérus.

3. Pessaire métallique intra-utérin, l'exemplaire exposé a été porté pendant plusieurs semaines.

4. *Clamp* nouveau pour ovariotomie. Cet instrument se compose de plusieurs pièces qui compriment à volonté une série de points sur toute la longueur du clamp.

1. *Forceps spéculum* pour servir à plusieurs usages. (Voyez l'étiquette.)

5. Gant double pour entraves aux mains destiné à remplacer la camisole de force.

31. **YOUNG** (Henry), à Londres, Carthusian street, 16. — Plastrons pour protéger la poitrine contre le froid. — Taffetas pour la guérison des oignons; rondelles de feutre pour garantir les cors aux pieds de la pression des chaussures.

APPENDICE.

BOLLMAN-CONDY (Henry), Battersea, Londres. — Emploi des permanganates à la désinfection; — *sépomètre d'eau* de Condy, pour déterminer le degré de viciation de l'eau avec légende explicative; — *pulvérisateur ozonifère* de Condy; — *sépomètre d'air* de Condy, pour déterminer le degré de viciation de l'air par des substances organiques. — (Autre exposition dans la galerie des produits chimiques.)

CLASSE XII.

25. **SMITH** (Edward), docteur, à Londres.— Au-dessous de l'exposition Wright, Classe XI, 30.— Spiromètre pour mesurer la quantité d'air inspirée; instrument portatif pour être employé dans toute espèce de position. Appareil pour mesurer la quantité d'acide carbonique expirée.

Ces deux appareils sont ceux qui ont servi au docteur E. Smith pour ses expériences sur l'influence du travail mécanique sur la respiration.

Des microscopes ont été exposés par :

3. **BECK** (R. et J.), à Londres, Cornhill, 31.

10. **DANCER** (J. B.), à Manchester, Tross street, 43.

18. **LÉVI** (Jos. et Cie), à Londres, Castle street, 40. Holborn.

22. **ROSS** (Thomas), à Londres, Featherstone buildings, 2 et 3.

PRODUITS CHIMIQUES.

Parmi les nombreux exposants de la Classe XLIV, nous citons les suivants, dans les vitrines desquels se trouvent plus particulièrement les substances qui ont trait à l'art médical.

Les produits sont dans la galerie V, contiguë à la galerie des machines, dans l'espace compris entre la rue d'Angleterre et la rue des Indes.

1. **LANGTON** et **BICKNELLS.** — Beaux cristaux de spermaceti jaune et rouge clair.

2. **CLARK** (H. et Cie). — Gommes et laques.

3. **MAY** et **BAKER.** — Préparations de mercure; calomel cru et purifié; sublimé; camphre; essences de fruits, etc.; acide gallique.

4. **HOWARDS** et fils. — Exposition très-remarquable. — Sous cinq grandes cloches : sulfate de quinine et de cinchonine.

A côté et en bas, 100 spécimens de toute espèce d'écorces de quinquina, vraies et fausses. Grande série d'alcaloïdes extraits de ces écorces; belles préparations de tartre stibié; nitrate d'ammoniaque; sulfate de magnésie; iodure et bromure de potassium, etc.

Dans la partie inférieure de la vitrine : *chlorate de potasse* en belles lames cristallines; *crème de tartre; vitriol vert; acide tartrique; sel de seignette; acide citrique;* toutes ces substances sont en cristaux d'une beauté et d'une pureté remarquables.

A droite, des préparations d'opium, narcéine, narcotine, méconine, acétate, sulfate et hydrochlorate de morphine, hydrochlorate de codéine.

5. **DAVY, YATS** et **ROUTLEDGE.** — Préparations de mercure et autres préparations obtenues par sublimation, entre autres : naphthaline, acide benzoïque, citrate de fer et de quinine, citrate et tartrate de protoxyde de fer, citrate de cinchonine et de protoxyde de fer, citrate de strychnine et de protoxyde de fer, etc.

6. **SMITH** (T. et H. et Cie), à Édimbourg. — L'opium et ses dérivés sont brillamment représentés dans leur exposition. Nous y trouvons de la *morphine* et de nombreux sels qu'elle forme avec des acides organiques et inorganiques, la *codéine*, la *méconine*, *thébaïne*, *papavérine* et leurs composés. La *cryptopine*, un nouvel alcaloïde de l'opium découvert par les exposants, avec ses composés. La *narcéine*, l'*acide thébo-lactique*, nouvel acide découvert dans l'opium par les exposants.

Nous remarquons ensuite la *cantharidine*, la *furfurine*, de l'*aloïne*, principe actif de l'aloès, découvert par M. Smith, de la *jalapine*, *capsicine*; un bloc cristallisé de *caféine* extrait de 100 kilogr. de fèves de café; de l'huile aromatique de *café*, de l'*huile de Gingembre*.

Les exposants ont déterminé la proportion relative des substances composantes de l'opium. Ils en ont donné le tableau suivant :

1. *Alcaloïdes forts :*	pour 0/0 :	découvert par :
Morphine.......	10	Sersuerner et Seguin.
Codéine........	0,3	Robiquet.
Thébaïne.......	0,15	Pelletier.
Cryptopine......	0,0026	R. et H. Smith.

2. *Alcaloïdes faibles :*	pour 0/0 :	découvert par :
Narcotine.......	6	De Rosne.
Papavérine......	1	Merk.

3. *Substances chimiquement neutres :*	pour 0/0 :	découvert par :
Narcéine.............	0,04	Pelletier.
Méconine.............	0,026	Dublanc et Connerb.

4. *Acides forts :*	découvert par :
Acide méconique....	Sersuoner et Séguin.
Acide thébo-lactique.	T. et H. Smith.

Quant à la cantharidine exposée, MM. Smith font remarquer qu'elle est 3 ou 400 fois plus active que les cantharides elles-mêmes. Ils proposent de substituer l'usage de cette nouvelle substance à celui des cantharides. On commence à s'en servir en Angleterre et dans les Indes.

On voit dans la vitrine un morceau de tissu imprégné de cantharidine.

En face de MM. Smith :

BURGOGNE, BURBIDGES et **SQUIRE**. — Exposition remarquable de produits pharmaceutiques. Citons en particulier : des sels doubles de protoxyde de fer et de strychnine, quinine et cinchonine; des cristaux d'urée, de caféine. — Grande collection d'huiles pharmaceutiques.

PETER SQUIRE. — Préparations pharmaceutiques très-nombreuses. Extraits, teintures, sirops, combinaisons de glycérine et d'acides, etc.

Il est regrettable que la grandeur des étiquettes rende difficile l'examen du contenu des bouteilles.

CALVERS (F. C. et Cie), à Manchester. — Dérivés du goudron. Acide phénique cristallisé, acide picrique, préparations antiseptiques.

COLMAN (J.) et **RECKITT** et fils. — Amidons de différentes espèces de fruits, de lentilles, de riz, de tapioca, de blé, d'orge et de pomme de terre.

Le long du mur extérieur :

LE MAOUT, pharmacien à Londres. — Grand nombre de médicaments renfermés dans des capsules de gélatine.

HADLAND et Cie. — Préparations d'arsenic, acide arsénieux, réalgar, orpiment.

RUFUS, RODICAT. — Rhubarbe.

JOHN GRUN. — Gélatine colorée.

DOUGLAS (M.) frères. — Préparations désinfectantes.

SCHWEPPE et Cie. — Eaux minérales.

SAVORY et **MOORE.** — Théine, narcotine ; cigares et cigarettes pharmaceutiques.

MACFARLANE (J. F. et Cie), à Édimbourg. — Opium et ses alcaloïdes ; morphine en cristaux et en poudre ; sels de morphine.

LANGDAL (E. F.). — Huiles éthérées et essences ; sels de menthe à 50 pour 0/0 d'huile de menthe.

TIEDMAN et Cie. — Sel pour bains de mer artificiels.

TWINBERROW et Cie. — Eaux minérales artificielles.

CONDY (A. B.). — Liquides désinfectants.

ALLEN et **AUBURY.** Huile de foie de morue et extraits de viande de Liebig.

MORSON et **SON.** — Baumes divers, élatérine, vératrine, aconitine pure, pepsine, méconine, etc., etc.

FORSTER et **GRÉGORY.** — Préparations pharmaceutiques. — Valérianate de fer et de zinc., etc.

Le long de la paroi intérieure.

DEMUTH et Cie. — Dérivés du goudron. — Préparations désinfectantes.

HOPKINS et **WILLIAMS.** — Citrates et tartrates d'oxydes de fer pour l'usage médical ; préparations de métaux rares.

LOWE et Cie. — Acide phénique, picrique, etc.

LEWIS ASON et Cie. — Moyens désinfectants, etc.

WINSBEROW (Th.). — Huile de foie de morue, extraits.

BOLLMAN CONDY (H.). — Hypermanganates pour désinfecter. (Voyez APPENDICE, CLASSE XI.)

FLEET et Cie. — Eaux minérales artificielles et les sels qui y sont contenus.

Dans l'exposition de Terre-Neuve, citons des huiles de foie de morue et des huiles de poisson de diverses espèces.

COLLECTION ALIMENTAIRE DU MUSÉE SOUTH-KENSINGTON

(Galerie des aliments dans le secteur anglais, entre la rue des Indes et la rue d'Afrique.)

Le musée de South-Kensington a arrangé une exposition des plus instructives en général une des moins visitées de tout le palais.

Appliquant le principe de sa fondation qui est de vulgariser la science, de parler aux yeux, de rendre chaque indication scientifique immédiatement visible, tangible, la direction de ce musée a établi une douzaine de vitrines dans lesquelles sont exposés les principaux aliments et les composés chimiques qu'ils renferment dans un poids donné.

Au-dessus sont des étiquettes qui donnent en chiffres les quantités d'eau, de fécule, etc., renfermées dans une livre de pommes de terre. Mais, afin de matérialiser ces chiffres, la vitrine renferme une livre de pommes de terre naturelles ou imitées, puis, dans deux ou trois flacons, la quantité d'eau contenue dans cette livre de pommes de terre, puis, dans un autre flacon, la fécule etc.

Toutes les étiquettes sont en gros caractères ; elles expliquent très-bien, mais elles ne sont qu'en anglais.

Voici, en commençant par la vitrine la plus rapprochée de la rue d'Afrique, leur contenu :

I

FROMENT. — *Triticum.*

21 onces de grain renferment 5 onces de son, et 16 onces, soit une livre de farine.

La quantité de farine ci-dessus (une livre) renferme :

Eau	2 onces	106 grains.
Gluten	2	21
Albumen	»	126
Amidon	9	242
Sucre	»	385
Gomme	»	119
Graisse	»	184
Fibre végétale.		
Cendres.		

II

Une livre de son de froment renferme :

Eau de cette livre de son..........	2 onces	92 grains.
Gluten........................	2	169
Amidon........................	8	128
Sucre..........................	»	70
Graisse........................	»	252
Fibre végétale..................	1	242
Matières minérales...............	»	358

Avoine. — *Avena sativa.*

Une livre de farine d'avoine renferme :

Eau...........................	2 onces	78 grains.
Matières azotées.................	2	316
Amidon........................	6	153
Sucre..........................	»	378
Gomme.........................	»	210
Graisse ou huile.................	»	397
Fibres.........................	2	6
Cendres........................	»	210

III

Haricots. — *Faba.*

Une livre de Haricots renferme :

Eau...........................	2 onces	161 grains.
Caséine........................	3	368
Amidon........................	5	333
Sucre..........................	»	140
Gomme.........................	1	157
Graisse........................	»	140
Fibre..........................	1	206
Matières minérales..............	»	245

Pois. — *Pisum.*

Une livre de pois renferme :

Eau...........................	2 onces	112 grains.
Caséine........................	3	324
Amidon........................	5	403
Sucre..........................	»	140
Gomme.........................	1	193
Graisse........................	»	140
Fibre..........................	1	267
Matières minérales...............	1	175

IV

Riz. — *Oryza*

Une livre de riz renferme :

Eau	2 1/3	onces.
Gluten	1	
Amidon	11 8/10	
Sucre	1/16	
Gomme	1/5	
Fibre végétale	1/2	
Cendres	1/16	

Lentilles. — *Ervum lens.*

Une livre de lentilles renferme :

Eau	2	onces	105	grains.
Caséine	4		70	
Amidon	5		262	
Sucre	»		140	
Gomme	1		153	
Graisse	»		140	
Fibre végétale	2		»	
Matières minérales	»		105	

V

Pomme de terre. — *Solanum tuberosum.*

Une livre de pomme de terre renferme :

Eau	12	»	onces.
Matières azotées	2	1/3	
Fécule	»	1/2	
Sucre	»	1/2	
Dextrine, gomme	»	1/16	
Graisse	»	7/100	
Fibre végétale	»	3/4	
Substances minérales	»	7/8	

Carotte. — *Daucus carota.*

Une livre de carottes râpées renferme :

Eau	14	onces	»	grains.
Matières azotées	»		42	
Sucre	1		11	
Graisse	»		14	
Gomme	»		70	
Fibre végétale	»		231	
Matières minérales	»		70	

VI

RAISIN. — *Vitis vinifera.*

Une livre de raisin renferme :

Enveloppe du fruit	»	onces	218 grains.
Pepins	»		220
Eau	10		222
Glycose, sucre de raisin	1		316
Gomme	»		79
Acide tartrique	»		50
Cendres	»		50

GROSEILLES. — *Ribes grossularia.*

Une livre de groseilles renferme :

Eau	13	onces	63 grains.
Albumine	»		63
Sucre	1		»
Acide malique	»		166
Acide citrique	»		21
Dextrine	»		56
Fibre végétale	1		108
Chaux	»		21

VII

THÉ. — *Thea chinensis.*

Une livre de thé renferme :

Eau	»	onces	350 grains.
Théine	»		210
Caséine	2		175
Huile aromatique	»		52
Gomme	2		385
Sucre	»		211
Graisse	»		280
Tannin	4		87
Fibre végétale	3		87
Matières minérales	»		350

CACAO. — *Theobroma cacao.*

Une livre de cacao renferme :

Eau	»	onces	350 grains.
Albumine et gluten	3		85

Théobromine	»	140
Beurre	8	»
Gomme	»	426
Fécule	1	53
Fibre végétale	»	280
Matières colorantes	»	140
Matières minérales	»	280

VIII

Café. — *Coffea arabica.*

La manière ordinaire de préparer le café en chasse les parties azotées. En ajoutant un peu de soude à l'eau, ces parties sont retenues.

Une livre de café renferme :

Eau	1 once	407 grains.
Caféine ou théine	»	122
Caséine	2	35
Huile aromatique	»	1 1/2
Gomme	1	192
Sucre	1	17
Graisse	1	402
Potasse	»	280
Fibre végétale	5	262
Matières minérales	1	31

Tabac. — *Nicotiana tabacum.*

IX

LAIT.

	HUMAIN.		DE VACHE.		D'ANESSE.	
	Onces.	Grains.	Onces.	Grains.	Onces.	Grains.
Eau	14	41	13	333	14	76
Caséine	»	210	»	350	»	140
Beurre	»	210	»	245	»	105
Sucre	»	280	»	315	»	420
Minéraux	»	35	»	70	»	35

VIANDES.

	BOEUF.		MOUTON.		PORC.	
	Onces.	Grains.	Onces.	Grains.	Onces.	Grains.
Eau	8	»	7	16	6	69
Gélatine	1	62	1	52	3	385
Fibrine	1	122	»	385	»	315
Graisse	4	340	6	176	8	»
Minéraux	»	350	»	245	»	105

X

POISSON.

Même tableau que le précédent pour les viandes de saumon, maquereau et sole.

XI

BIÈRES.

Proportion d'eau, alcool, sucre, acide acétique, sels, etc., contenus dans le London stout, porter, pale ale et strong ale.

XII

VINS.

Combien d'eau, d'alcool, de sucre et d'acide tartrique sont contenues dans différents vins.

Remarquez à la paroi, au-dessus des vitrines :

Un diagramme pour comparer les différents aliments quant à leur contenu en eau, en matières azotées, en matières non azotées et en minéraux.

Un diagramme pour représenter la consommation annuelle de thé en onces par tête de population en Angleterre, France, Allemagne, Russie, États-Unis. On voit combien les pays sont différents à ce point de vue.

Même diagramme pour la consommation du tabac.

Même diagramme pour la consommation du sucre.

Au milieu de la galerie, dans une vitrine quadrangulaire : composition moyenne d'un corps humain de 154 livres (77 kilogr.).

Gélatine...........	15 livres (exposée dans 3 flacons aux angles).	
Carbone...........	21	
Fibrine	4	4 onces.
Albumine	4	3
Graisse............	12	
Eau...............	111	soit 11 flacons tels que ceux qui sont exposés.

II

EXPOSITION DU PARC

EXPOSITION INTERNATIONALE DES SOCIÉTÉS DE SECOURS

POUR LES MALADES ET BLESSÉS DES ARMÉES DE TERRE ET DE MER

(Parc français, terrain du Ministère de la guerre, à côté du phare et du lac.)

A la suite des conférences d'octobre 1863, il fut conclu à Genève, le 22 août 1864, une *Convention* par laquelle on *déclara neutres le personnel ou le matériel appliqué, en campagne, au soin des soldats malades.* En conséquence, il se forma partout des comités volontaires pour mettre à exécution l'idée philanthropique qui avait présidé à la convocation des conférences. Sur l'invitation du Comité central français, les Sociétés et les comités des différents pays ont organisé l'exposition actuelle des objets servant aux malades et aux blessés en temps de guerre, et l'ont dotée richement. Le matériel ainsi rassemblé est plus complet et plus varié qu'il ne l'a jamais été réuni en un seul point (pas même dans les Expositions universelles précédentes). On a facilité ainsi les comparaisons les plus intéressantes.

Examinons d'abord les objets du service sanitaire de campagne, savoir ceux qui servent à transporter, à recueillir, à coucher les blessés et à les soigner. Et en premier lieu, *le transport*, soit par les *chemins de fer* (Amérique, Bade, Autriche), soit par des *voitures de transport spéciales* (Amérique, France, Italie, Autriche, Prusse, Suisse), soit par des *civières roulantes* que des hommes eux-mêmes font avancer (Bade, France, Prusse), soit par le *transport à dos de mulet* (Amérique, France, Italie, Portugal), soit enfin par des *civières* des espèces les plus diverses (Amérique, Bade, France, Hesse, Italie, Autriche, Portugal, Prusse, Suède). Citons encore les siéges propres à servir de transport (Italie, Espagne, Suisse, Wurtemberg), un tablier à transport (Italie, Espagne), *un siége* pour descendre les blessés sous le pont du bâtiment (marine française).

C'est ici le lieu de citer les *attelles diverses*, pour faciliter le transport des blessés (Amérique, Bade, France, Hesse, Italie, Autriche, Mecklembourg, Prusse).

A l'effet de mettre les blessés et les malades à l'abri, nous voyons des baraques, tentes en modèles, dessins et en nature (Amérique,

Prusse), et enfin de petites tentes-abri (France, Italie). On trouve dans presque toutes les parties de l'exposition des appareils propres à coucher des malades, depuis le lit le plus simple jusqu'aux lits les plus compliqués, susceptibles d'être élevés, tournés ou étendus par des engins spéciaux, avec tous leurs accessoires; en outre des chaises de nuit, des fauteuils roulants (Bade, Prusse). Les objets qui ont trait *au soin* et *au traitement* sont extrêmement variés. Ce sont : 1° des *étoffes imperméables* pour êtres placées sous le malade ou envelopper ses membres (France, Autriche, Prusse); 2° des *ustensiles de caoutchouc* tels que coussins à air et à eau, poche à glace (France, Prusse); 3° du *papier parchemin* (Autriche, Prusse); 4° *ustensiles pour faire et conserver la glace* (Italie, Autriche) ; 5° appareil de chauffage pour cataplasmes et compresses (Prusse); 6° *douches, irrigateurs* pour plaies (Bade, Autriche, Prusse) ; 7° *bain de vapeur transportable* (Bade); 8° *baquet pour bains de bras et de pieds* (Prusse); 9° *gouttières* (Bade, Prusse); 10° *civières à cerceaux;* 11° *coussins et pièces de pansement* de toute espèce (Amérique, France, Autriche, Oldenbourg, Prusse, Suède).

Nous remarquons, parmi les objets qui servent à la chirurgie opératoire : 1° des *tables à opération* et leurs accessoires (Amérique, Bade, Prusse); 2° des *étuis d'instruments* pour les opérateurs en campagne (Amérique, France, Hesse, Italie, Mecklembourg, Autriche, Portugal, Prusse, Suisse).

Parmi les *médicaments*, nous citerons les *plantes médicinales* comprimées (France).

Les États-Unis, le Danemark, la France, la Hesse, l'Autriche, la Prusse, ont exposé des membres artificiels et autres appareils prothétiques; l'Amérique et Bade, en outre, des béquilles.

L'arrangement, l'*emballage et le transport des objets nécessaires aux soins des blessés et des malades en campagne*, ainsi que cela a lieu pour les troupes et les ambulances mobiles, forment toute une partie de l'Exposition, et ce n'est pas la moins importante. Ce sont des *havresacs* à médicaments et à bandages, *sacoches* de pansement, sacs de soldats du corps sanitaire et des infirmiers volontaires (Amérique, France, Italie, Autriche, Portugal, Prusse, Suède, Suisse), des *chariots d'ambulance* pour le transport du matériel (Italie, Suisse), *chariots, caisses, paniers à médicaments* (Amérique, France, Italie, Portugal, Prusse), enfin des ustensiles de cuisine (Amérique, Italie, Suisse).

Une partie des objets exposés (Amérique) se rapportent au soldat sain; ce sont des vêtements, le matériel de l'équipement; les appareils de mensuration pour le recrutement.

Citons enfin les *livres, dessins, photographies* exposées, soit sous forme d'une bibliothèque d'hôpital (Amérique), soit pour représenter le service de ceux qui s'occupent de donner des soins volontaires aux malades, et les moyens dont ils disposent.

AMÉRIQUE. — ÉTATS-UNIS

COLLETION SANITAIRE DU DOCTEUR THOMAS W. EVANS

Cette partie, la plus étendue et la plus complète de toute l'Exposition internationale, se trouve dans un bâtiment spécial. Elle représente à merveille les efforts qui ont été faits pendant la guerre d'Amérique pour le soulagement des blessés et les nombreuses constructions nouvelles imaginées à cette époque. La Commission sanitaire, dont les efforts furent si efficaces, n'existe plus ; ce n'est donc pas d'elle que provient l'Exposition actuelle, quoiqu'il s'y trouve des objets dont elle se soit servie. Les objets sont exposés par le docteur *Thomas W. Evans*, dont ils sont presque tous la propriété privée.

Livres, dessins gravures, photographies, modèles, réductions, plans.

1. Histoire de la Commission sanitaire des États-Unis, par le docteur THOMAS W. EVANS.
2. Discours du R. D. BELLOWS, président de la Commission sanitaire des États-Unis.
3. Une réponse à la question : « Pourquoi la Commission sanitaire a-t-elle besoin de tant d'argent? » par M. KNAPP.
4. *History of the sanitary Commission* (Histoire de la Commission sanitaire), et Mémorial de la grande assemblée centrale de la Commission sanitaire, par M. CH. J. STILLÉ.
5. Statistique militaire des États-Unis d'Amérique, par M. ELLIOT.
6. Livre illustré en souvenir du patriotisme des citoyens américains, par M. GOODRICH.
7. Essais sur la chirurgie et la médecine militaires.
8. Trois semaines à Gettysbourg.
9. La Commission sanitaire de l'armée des États-Unis, histoire succincte de ses opérations.
10. Histoire de la Commission sanitaire des États-Unis. Publication de la Commission sanitaire des États-Unis.
11. Essais d'hygiène et de thérapeutique militaires, par le docteur THOMAS W. EVANS.
12. Les Institutions sanitaires pendant le conflit austro-prussien, par THOMAS W. EVANS.
13. *Military, medical and surgical Essays* (Essais sur la médecine et la chirurgie militaires), par M. le docteur HAMMOD.
14. Photographies de localités rendues célèbres par la guerre.
15. Une lithographie donnant la vue extérieure du steamer hôpital des États-Unis (*Elm-City*).
16. Une vue lithographique de l'hôpital général des États-Unis de Chestnut-Hill Philadelphie.

17. Modèles de bibliothèques, camps et hôpitaux, fournis par la Compagnie chrétienne des États-Unis (M. THOMAS W. EVANS).

18. Un diagramme du plan horizontal de l'hôpital général des États-Unis de West Philadelphie (M. THOMAS W. EVANS).

19. Cartes et diagrammes de la Commission sanitaire des États-Unis.

20. Modèle de l'hôpital général des États-Unis de Philadelphie, donnant une vue générale des terrains, pavillons et cuisines dépendant de cet hôpital.

21. Un modèle réduit au quart d'une ambulance de chemin de fer ou *wagon-hôpital*, construit par MM. CUMMINGS ET FILS pour le transport de 30 blessés. Fixation des différents lits par le docteur Thomas W. EVANS.

22. Modèle d'un poêle de Californie, employé au chauffage de tentes d'hôpital, construit d'après les dessins de M. THOMAS W. EVANS.

23. Un modèle fac-simile des cabanes de bois employées dans la construction de l'hôpital général des États-Unis de *City-Point*.

24. Modèle de l'hôpital général et modèle au vingt-quatrième, d'un pavillon de l'hôpital général des États-Unis de Chesnut-Hill, à Philadelphie (M. THOMAS W. EVANS).

25. Drapeau de la Commission chrétienne des États-Unis.

26. Livre de photographie, représentant d'après nature les tentes en usage pendant la guerre aux États-Unis.

27 Cinq groupes, terre cuite, représentant des soldats blessés.

28. Tableau représentant le bazar ouvert par la Commission sanitaire de Philadelphie.

29. De la découverte du caoutchouc vulcanisé et de la priorité de son application à la chirurgie civile et militaire. Brochure par le docteur THOMAS W. EVANS.

30. Livre du docteur BARNES, avec gravures d'ambulances.

31. Photographie d'ambulance de chemin de fer.

32. Photographie de l'ambulance de Pinner formant cuisine complète.

33. Petite médaille donnée par la Commission chrétienne à chaque soldat, contenant ses noms, prénoms, âge, le numéro de son régiment, etc., etc.

34. Un rouleau contenant les signatures de 19 108 personnes ayant subi des opérations chirurgicales, et notamment des extractions de dents sans éprouver de douleur, par l'emploi du gaz oxyde-nitreux, appareil du docteur COLTON de New-York.

35. Plan de l'organisation de la Commission sanitaire des États-Unis (encadré).

36. Plan d'un vaste hôpital pour les soldats blessés, à Philadelphie (encadré).

37. Cadre artistique fait par des soldats blessés à l'hôpital de Philadelphie.

38 Soldat blessé, photographie (encadré).

39. Hommages des artistes de Dusseldorf aux dames membres de la Commission sanitaire des États-Unis (encadré).

40. Grande foire centrale au profit de la Commission sanitaire des États-Unis (encadré).

41. Cadres renfermant diverses photographies et médailles ayant trait à la Commission sanitaire.

42. Vues stéréoscopiques de la Commission.

43. Drapeaux américains faits par les dames, membres de la Commission.

44. Deux drapeaux offerts aux représentants des États-Unis au congrès de Genève, en 1863.

45. The sanitary Commission of the United States army a succinct narration of its works und purposes (brochure).

46. Great central fair (brochure).

47. A. Woman's example and a nation's work.

48. Treatise on military surgery by HAMILTON (livre).

49. Constitution of the American association (brochure).

50. On the military statistics of the United States of America (brochure).

51. Three weeks at Gettysburg (brochure).

52. Instructions for the government of armies of the U. S. in the field (brochure).

53. A report to the secretary of war of the operations of the Sanitary Commission (brochure).

54. Mortality and seekness of the U. S. volunteer forces.

55. Statement of the object and method of the Sanitary Commission.

56. Une cinquantaine de brochures diverses relatives à la Commission sanitaire des États-Unis.

Denrées alimentaires ; préparations médicinales.

57. Biscuits ; blé ; blé desséché doux ; bœuf (MARTING) ; cacao (de BAKER) ; chocolat (de BAKER) ; choux marinés ; cidre ; champagne ; conserves ; eau-de-vie (F. S. COZZENS, New-York ; eau-de-vie de mûres ; épices assorties ; extrait de café (de BORDEN) ; extrait de champignons ; extrait de gingembre de la Jamaïque (FRÉD. BROWN) ; extrait de limons ; extraits odorants (de WOODRUFF) ; farine (de HECKER) ; fromage ; fruits pressés ; fruits secs ; gâteaux d'avoine ; gelées ; graine de lin ; gruau ; hominy ; huîtres marinées ; juliennes ; jus de citron ; lait condensé (de BORDEN) ; légumes desséchés ; légumes pressés ; levain en poudre ; lichen d'Islande ; limonade condensée (de MORRIS) ; limons ; macaroni ; maizena ; mélasses ; morue ; moutardes ; muscades ; noix d'Hickory ; œufs desséchés (de LAMONT) ; oranges ; orge ; pale-ale (M. DONALD SMITH, New-York) ; pommes de terre ; pruneaux ; rhum de la Jamaïque (F. S. COZZENS) ; riz ; sagou ; sardines ; sirops ; sirops de limon ; sucre brun et blanc ; tabac (Guil et Balti-

more) ; tapioca ; thé noir et vert ; vermicelles ; viandes pressées ; vinaigre de framboises ; vins domestiques (F. S. Cozzens) ; vins étrangers (F. S. Cozzens) ; whiskey ; two star, old rye, Bourbon (F. S. Cozzens) ; beurre de pomme.

58. Emplâtre adhésif ; alcool ; eau de Cologne ; douceurs diverses.

Matériel d'hôpitaux et d'ambulances.

Objets divers pour les pansements.

59. Un appui-tête, M. S. S. Stevens, à Baltimore, inventeur.

60. Un élévateur pour invalides, M. Marx, à New-York, inventeur.

61. Huit lits d'hôpital garnis : paillasse, couverture, fourres, un lit d'eau.

62. Un lit pour invalides, M. le docteur Josiah Crosby, inventeur.

63. Un lit à fractures, M. le docteur Latta, à Goshen (Indiana).

64. Une table à lit, de M. T. S. Stevens, à Baltimore.

65. Un havre-sac d'hôpital, M. J. Dunton, à Philadelphie, pour être porté par un aide en campagne.

66. Une tente-hôpital carrée et une tente-hôpital de campagne.

67. Une tente-hôpital de campagne, dite *umbrella-tent*, M. W. Richardson, à Philadelphie, inventeur.

68. Un assortiment d'attelles, *Surgical Splint Cie.*

69. Un assortiment d'attelles, de M. A. M. Dayt, à Berlington.

70 Attelle de zinc perforé et cisaillé, employée par la *Commission sanitaire.*

71. Un nécessaire d'hôpital, M. T. Morris Pérot, à Philadelphie ; ustensiles pour la cuisine et l'alimentation de six personnes.

72. Une ambulance, M. J. Brainard, à Boston, inventeur, à 2 chevaux, pour 4 hommes couchés et 2 assis, donc pour 10 blessés assis. Le corps du char repose sur des ressorts en plate-forme ; à l'aide de siéges mobiles, on peut établir un second étage pour des blessés couchés au-dessus du premier.

73. Une ambulance dite *de Howard,* inventée par M. le docteur B. Howard, à New-York, à 2 chevaux pour 2 blessés couchés et 2 assis, ou pour 8 blessés assis. Les cadres supportant les lits ou les chaises reposent sur des ressorts spéciaux, en bas et de côté.

74. Une ambulance dite *ambulance ressort de caoutchouc*, M. T. Morris-Pérot, à Philadelphie, à 2 chevaux pour 2 blessés couchés, 2 assis ou pour 10 blessés assis. La caisse du chariot est fixée à quatre solides anneaux de caoutchouc.

75. Une ambulance, employée par les citoyens de Philadelphie, une des trente qui ont été données aux sociétés contre l'incendie, qui entreprirent volontairement le transport des blessés dans la ville.

76. Un wagon-médicaments, dit *wagon d'Autenrieth,* construit par M. G. Autenrieth, à New-York, avec des brancards et une table à opérations.

77. Un wagon à médicaments, dit *de Pérot*, construit par M. T. Morris Pérot, à Philadelphie; fixation des ustensiles par des ressorts. Place pour distribuer des médicaments pendant la marche; en outre, brancards et table à opérations.

78. Un wagon-café, fait par M. Dunton, à Philadelphie, pour préparer et distribuer du café pendant la marche.

79. Une cuisine d'ambulance, faite par M. Pinner, à New-York, pour être employée pendant la marche ou sur le champ de bataille.

80. Un bât américain ancien modèle et un bât américain nouveau modèle.

81. Deux litières à bras (pliantes), forme très-usitée dans le service d'ambulance des États-Unis, et deux litières à bras, faites par M. B. Howard, à New-York. Dans l'une d'elles, dès que l'on a enlevé une cheville, le drap divisé en plusieurs parties peut être enlevé de dessous les blessés sans qu'on doive les soulever.

82. Une litière à un cheval, faite par M. F. P. Woodcock, à New-York, légère, simple et solide.

83. Une litière à bras, faite par M. S. S. Stevens, à Baltimore.

84. Une boîte de campagne, faite M. T. Morris-Pérot, à Philadelphie.

85. Une tente, *umbrella*, d'officier, faite par M. L. Walton, à Saint-Louis.

86. Une tente, *umbrella*, d'officier, faite par M. Richardson, à Philadelphie.

87. Pliants.

88. Une pharmacie de campagne, M. T. Morris-Pérot, à Philadelphie, fabricant.

89. Deux paniers à médicaments, M. G. Autenrieth, à New-York, fabricant.

90. Un panier à médicaments, M. J. Dunton, à Philadelphie, fabricant.

91. Un panier à médicaments, T. Morris-Pérot, à Philadelphie, fabricant.

92. Tables de campement.

93. Une cantine.

94. Une caisse nécessaire pour officiers, faite par M. E. Morris-Pérot, à Philadelphie. Matériel de cuisine et d'alimentation pour six personnes.

95. Une caisse d'outils de la Commission sanitaire des États-Unis. Haches, marteaux, ciseaux, etc.

96. Un panier nécessaire, J. Dunton, à Philadelphie. Matériel de cuisine et d'alimentation.

97. Un nécessaire de table de la Commission sanitaire des États-Unis. Matériel de cuisine et d'alimentation pour six personnes.

98. Balais, bandages, béquilles, boutons, brosses, cafetières, châssis, chandeliers, charpie, cotons pour pansement, caoutchouc, crachoirs, enveloppes pour lettres des soldats, épingles, éponges,

étoupes, éventails, fil, garde-vue, jeux, lanternes, paniers, papier à lettres (de *Collins frères*), peignes, pipes, plumes et crayons pour les soldats, sacs de papier, sceaux, soie huilée, tasses pour l'alimentation des blessés, tubes.

99. Caisse contenant des bandages, trois caisses de charpie, caleçons de flanelle, chaussettes, chemises de flanelle, couverture à damier avec sac contenant le jeu, écharpes pour bras, mitaines, nécessaire pour le soldat blessé ou malade, pantoufles d'hôpital, deux robes de chambre. (Objets offerts par les dames de Buffalo au docteur ÉVANS.)

100. Caleçons, chaussettes (laine et coton), chemises, coussins, couvertures, draps, lits-sacs, mitaines, mouchoirs, serviettes.

101. Sacs aux lettres de la Commission sanitaire de l'armée du Potomac.

Instruments de médecine et de chirurgie ; appareils prothétiques et orthopédiques.

102. Couteaux et fourchettes, instruments combinés pour ceux qui n'ont qu'une main.

103. Instruments de campagne pour les chirurgiens de régiment.

104. Instruments employés par les inspecteurs de la Commission sanitaire pour l'examen des recrues : anthropomètre, balances, bascules, spiromètre.

105. Appareils pour les petites opérations.

106. Appareils pour les grandes opérations.

107. Trousses de poche.

108. Trousses d'hôpital, faites par Georges TIEMANN et Cie, à New-York.

109. Une boîte d'instruments chirurgicaux et une trousse de campagne, M. D. W. KOLB, à Philadelphie, fabricant.

110. Un instrument pour une meilleure administration anesthésique de l'éther sulfurique, inventé par M. le docteur F. D. LENTE, à Cold Springs.

111. Une boîte d'instruments, fabricant M. Georges TIEMANN et Cie, New-York.

112. Une préparation montrant un mode d'opérations dans les cas de fractures composées, par M. le docteur B. HOWARD, à New-York.

113. Un appareil pour la production et l'administration du protoxyde d'azote dans le but de produire l'anesthésie, par M. J. Q. COLTON, à New-York, qui, le premier, a démontré l'effet anesthésique de ce gaz et ses avantages sur les inhalations de chloroforme et d'éther (Of. nº 34).

114. Un appareil pour fractures de l'os maxillaire inférieur, inventé par M. le docteur C. S. BEAN, à Baltimore.

115. Appareil à fractures de M. le docteur GURDON-BUCK, à New-York, avec modèle de lit et mannequin.

116. Assortiment de membres artificiels et d'autres appareils à employer après la résection de l'épaule et du coude, de M. le docteur HUDSON, à New-York.

117. Jambe artificielle, faite par M. W. KOLBE, à Philadelphie.

118. Bougeoir se terminant en pointe et se fixant partout comme un clou.

119. Lit extenseur, du docteur LANGER.

120. Lit et oreiller pour malades ou blessés, de toile métallique, inventés par madame PETITEAU.

121. Drapeau officiel de la Commission sanitaire des États-Unis.

AUTRICHE

SOCIÉTÉ PATRIOTIQUE AUTRICHIENNE DE SECOURS AUX SOLDATS BLESSÉS VEUVES ET ORPHELINS DE MILITAIRES

Cette Société a été d'une grande utilité pour le soin des blessés dans les campagnes de 1859, 1864 et 1866.

I. Objets du service médical de l'armée I. R. autrichienne.

1. Modèle d'un chariot (transport) à 2 chevaux. Huit soldats légèrement blessés peuvent s'y asseoir, ou deux grièvement blessés s'y tenir couchés. A l'extérieur, il y a encore place pour 4—6 hommes légèrement blessés.

2. Modèle d'un chariot clos à 4 chevaux. Huit soldats légèrement blessés peuvent s'y asseoir, ou deux grièvement blessés s'y tenir couchés. A l'extérieur, il y a encore place pour 2—3 hommes légèrement blessés.

Chaque compagnie du corps sanitaire possède 20 chariots à deux chevaux et 5 à quatre chevaux.

Cependant depuis quelque temps ce dernier système est remplacé par des chariots à deux chevaux.

3. Havre-sacs à médicaments pour l'infanterie de ligne et les chasseurs.

4. Havre-sac à bandages pour l'infanterie de ligne et les chasseurs.

Chaque bataillon d'infanterie de ligne et de chasseurs est muni d'un havre-sac à médicaments (3) et d'un autre à bandages (4).

5. Havre-sac à médicaments et à bandages pour les troupes de cavalerie, d'artillerie, de pionniers et de génie.

Ce havre-sac à médicaments et à bandages est suspendu comme d'ordinaire aux deux épaules ou à une seule au moyen d'une bandoulière.

6. Petite sacoche de pansement pour chaque soldat du corps sanitaire.

7. Trousse moyenne (cassette) de chirurgien, contenant :
Des instruments d'amputation,
» » de trépanation.

8. Trousse (cassette) de résection.

9. Trousse (cassette) de cathétérisme.

10. Patrouille du corps sanitaire à la recherche des blessés. Deux soldats portent le brancard démonté, un troisième porte le matériel de pansement et les rafraîchissements (Photographie).

11. Transport d'un blessé (Photographie).

12. Soldat du corps sanitaire (Photographie).

II. Jambes de bois et membres artificiels.

13. Simple jambe de bois, après l'amputation de la jambe, à.......... 25 fr.

14. Simple jambe de bois, après l'amputation du fémur, à.......... 30 fr.

15. Jambe de bois avec articulaiion du genou, et pied, à.......... 50 fr.

16. Jambe artificielle après l'amputation de la jambe, à.......... 62 fr. 50 c.

17. Jambe artificielle après l'amputation du fémur, à.......... 100 fr.

(Nos 13–17 :) Fabr. par le bandagiste E. R. VOGL, à Vienne.

18. Simple jambe de bois, après l'amputation de la jambe, à.......... 17 fr. 50 c.

19. Simple jambe de bois, après l'amputation de la jambe, avec plante du pied, à.......... 25 fr.

20. Simple jambe de bois, après l'amputation du fémur, à.......... 27 fr. 50 c.

21. Simple jambe de bois, après l'amputation du fémur avec articulation du genou et plante du pied, à.......... 62 fr. 50 c.

22. Jambe artificielle, après l'amputation de la jambe, à.......... 100 fr.

23. Jambe artificielle, après l'amputation du fémur, à.......... 125 fr.

24. Jambe artificielle, après l'amputation du fémur, à.......... 125 fr.

(Nos 18–24 :) Fabriquées par le bandagiste G. SCHLECHT à Vienne.

Il faut observer ici que l'exposition ci-dessus des membres artificiels (Nos 13—24) n'a nullement pour but de mettre en relief le côté artistique et le perfectionnement du système, et qu'il sert uniquement à faire connaître les appareils qui ont été répartis aux soldats mutilés, et dans la fabrication desquels il fallait avant tout avoir en vue la solidité, la simplicité et le bon marché.

En règle générale les hommes amputés de la troupe ont reçu de simples jambes de bois; il n'y a que ceux dont la profession nécessitait la flexion du genou à qui l'on ait donné des jambes articulées au genou (Nos 15 et 21); ce sont entre autres : les cordonniers, les charrons, etc. Chaque jambe de bois simple a été munie d'une plante de pied, pour l'empêcher d'enfoncer dans le sol mou, p. ex. en travaillant aux champs.

Les officiers, les cadets et les sous-officiers reçurent des jambes artificielles, et ces derniers surtout d'une très simple construction.

Les extrémités supérieures artificielles, qui ont été réparties exceptionnellement, sont toutes d'une construction des plus simples.

25. Attelles de carton modelées pour l'extrémité supérieure (de droite et de gauche) à.......................... 2 fr. 50 c.

26. Attelle de carton modelée bivalve pour l'extrémité inférieure, à.................................... 2 fr. 50 c.

27. Attelle de carton modelée bivalve pour l'extrémité inférieure, à.................................... 5 fr.

28. Attelle de carton modelée bivalve pour l'extrémité inférieure, à.................................... 5 fr.

Ces attelles s'approprient surtout au transport des soldats blessés par des coups de feu avec fracture.

III. Ustensiles de table pour les manchots.

29. Couteau-fourchette, par Danninger à Vienne.......... 5 fr.
30. Ciseaux, par le coutelier Keusch à Krems........ 2 fr. 50 c.

IV. Matériel de pansement.

31. Échantillons de charpie et de bandes en rouleau.
32. Échantillons de coton.
33. Toile imperméable pour couvertures de dessous, etc. fabriquée par M. J. Elsinger et fils à Vienne, le mètre 2 fr.
34. Parchemin végétal en forme de sacs de diverses grandeurs pour les compresses réfrigérantes, fabriqué par Eckstein à Vienne, 100 sacs au prix de 30 à 90 fr.
35. Chevalet avec deux sacs de parchemin remplis d'eau, démontrant la solidité des sacs et le maintien de la fraîcheur par l'évaporation de l'eau.

Les poids suspendus aux bandes étroites démontrent la solidité de l'étoffe.

V. Pièces de prothèse pour réparer les dégâts de la bouche.

36. Palais et mâchoires par le dentiste docteur Berghammer à Vienne. Avec photographies.

VI. Hôpital établi par la Société de secours à Vienne dans les salles de la Société d'horticulture (Tableau).

37. Vue extérieure du bâtiment de la Société d'horticulture transformé en hôpital pour les blessés.
38. Plan dudit hôpital, avec indication de ses 160 lits, etc.

VII. Rafraîchissements.

39. Tablettes de chocolat avec extrait de viande. L'extrait contenu dans une tablette correspond à un hectogramme de viande.

VIII. Appareil réfrigérant.

40. Pour 25—30 blessés pendant le transport en chemin de fer, par le baron F. Tschudy de Glaris, prix 14 francs.
41. Irrigateur du directeur docteur Ulrich, à jet variable.

IX. Objets de literie.

42. Matelas portatif.

X. Linge de corps.

43. Pièce pour servir de patron au linge de corps pour les blessés, confectionné par la régie de la Société.
Chemises d'officiers, de soldats de la troupe, etc.

XI. Wagon pour le transport des blessés (dessin).

44. Chariot pour le transport au chemin de fer, construit par la Société I. R. du chemin de fer du Nord et employé en 1866 (1/12 de la grandeur naturelle).

XII. Tableau.

45. Exposé des œuvres de la Société patriotique de secours à Vienne pendant les guerres de 1859, 1864, 1866.

XIII. Imprimés.

46. Compte rendu de la Société patriotique de secours pour l'année 1859.
47. Compte rendu de la Société patriotique de secours pour l'année 1864.

48. Compte rendu de la Société patriotique de secours pour l'année 1866.

49. Compte-rendu du Bureau de correspondance, « succursale de la Société patriotique de secours.

50. Mémoires concernant la fondation de la « Société patriotique autrichienne de secours aux soldats blessés, veuves et orphelins de militaires. »

51. Statuts de la Société.

52. Instruction pour le Service sanitaire de l'armée I. R. autrichienne.

53. Trois almanachs militaires contenant l'histoire de la Société patriotique de secours aux blessés militaires pendant les guerres de 1859, 1864, 1866.

54. Système de dispersion des malades appliqué aux blessés de la campagne de 1866.

BADE

La maison Fred. Fischer et Cie à Heidelberg a exposé les objets suivants au nom de la *Société des Dames badoises* (Carlsruhe).

A. Appareils ou moyens de transport pour le champ de bataille, c'est-à-dire pour toute la ligne de bataille.

1. Civière sanitaire montée sur deux hautes roues, arrangée pour le transport de deux blessés dans la position demi-assise; un soldat sanitaire suffit pour la conduire. Imaginée par Pirogoff et portant son nom.

2. Civière sanitaire montée sur deux roues et destinée au transport d'un blessé dans la position couchée, en ayant égard à chaque position nécessaire pour les extrémités inférieures. Cette civière est arrangée pour être poussée et traînée par un soldat sanitaire. Quand elle est ôtée des roues, on peut la porter comme civière. Elle est adoptée dans l'armée badoise et a rendu des services dans la campagne de l'année dernière.

3. Civière sanitaire pour le service de campagne, dont chaque moitié est portée par un soldat sanitaire pendant la marche; elle est préparée en un moment pour pouvoir porter un blessé. C'est l'équipement ordinaire des soldats dits *Porteurs de blessés* de l'armée badoise et hessoise. Ces soldats sont désignés et instruits d'avance à porter les blessés. — Appareil d'origine américaine et très-recommandable.

4. Tente-brancard démontable au milieu, et portée sur le dos d'un soldat sanitaire. Pour pouvoir admettre un blessé, cette civière est simplement montée : quand elle est placée par-dessus un blessé, elle lui sert aussi de tente.

5. Brancard pour épaules et porté sur le dos, sert à transporter un blessé sur le dos avec facilité et sûreté, particulièrement sur un terrain montagneux.

B. **Appareils pour le transport des blessés et malades sur les chemins de fer, les vaisseaux, chars à échelles, etc.**

6. Lit et civière pour coupés, sert à transporter des blessés dans les coupés du chemin de fer dans toute position nécessaire et à les charger ou décharger avec facilité sans attouchement. Destiné aux compartiments de première et de deuxième classe. Peut être glissé horizontalement par chaque portière de wagon. Reconnu comme très-utile dans la campagne de 1866, surtout pour le transport des officiers blessés.

7. Siége transversal pour coupés, permet de donner aux blessés, pendant le transport dans les coupés du chemin de fer, une position demi-assise très-sûre et très-ferme pour les jambes étendues.

8. Brancard reposant sur ressorts pour être employé sur les chars à échelles ou dans les wagons pour marchandises comme civière et comme lit balançoire complet. Au-dessous du brancard il y a des ressorts avec des courroies de cuir qui empêchent toute oscillation.

9. Lit balançoire, en même temps civière et lit de camp, est arrangé pour charger ou décharger les blessés avec facilité dans les wagons pour marchandises et pour transporter les blessés à de grandes distances, le plus doucement possible et sans oscillations, soit dans les wagons pour marchandises, soit sur des chars quelconques. Cet appareil peut aussi être employé comme lit de camp et convenir aux positions de côté. Il est complétement démontable. Reconnu excellent dans la dernière campagne par l'armée badoise qui en avait acheté 50 exemplaires.

10. Deux civières sur petits poteaux-balançoires servant à transporter des blessés dans la position couchée, comme au lit, dans les coupés de troisième classe. Elles sont arrangées de manière qu'on peut charger ou décharger facilement et transporter le blessé sans le toucher.

11. Trois civières sur grands poteaux balançoires pour le transport des blessés dans la position couchée dans les wagons pour marchandises; elles offrent un facile chargement et déchargement et, par un certain arrangement, elles peuvent être employées en même temps comme civières.

Ces deux appareils nouveaux (10 et 11) ont été reconnus excellents et pratiques par les blessés qui en ont fait usage, surtout le n° 10.

12. Appui pour la tête, sert d'appui pour la tête des blessés assis sur les bancs de bois dans les coupés de troisième classe.

13. Couche articulée pour wagons. Elle fait obtenir une surface plane et égale dans les compartiments de troisième classe en étant simplement étendue sur les bancs de bois. Elle offre ainsi au moyen

de paille ou d'un matelas une couche pour trois blessés dans un compartiment.

14. Matelas avec coussin mécanique pour la partie supérieure du corps, arrangé pour être porté ; il sert à mettre les blessés dans la position couchée sur le plancher des wagons pour marchandises ou sur les couches articulées pour wagons de troisième classe mentionnées au nº 13.

C. **Civières pour malades et blessés dans les hôpitaux militaires et dans les ambulances de campagne ; elles sont aussi propres à l'emploi du service volontaire des malades par des pompiers et des gymnastes, etc.**

15. Civière pour les hôpitaux militaires en campagne ; elle est arrangée afin de pouvoir porter les blessés dans la position assise, demi ou complétement couchée. Elle rend d'excellents services pour porter dans les escaliers et dans les localités les plus étroites. Elle est démontable et peut être allongée ou raccourcie.

16. Civière de bois courbé et produisant l'effet des ressorts, pour le transport, plutôt dans la position assise, soit complétement assise, soit avec les jambes étendues. Cette civière est démontable et rend d'excellents services quand il y a des escaliers. Appareil introduit dans beaucoup d'hôpitaux militaires fixes.

17. Chaise-brancard au siége incliné en arrière et employable pour toute position, soit assise, soit couchée ; quand elle est démontée, elle peut être portée sur le dos d'un soldat sanitaire, à cause de cela elle est propre aussi au transport des blessés par les pompiers et les gymnastes en cas d'accidents.

18. Brancard-rouleau consiste en un sac de toile qu'on peut rouler, et qui est attaché sur des tringles de bois. Quand ce sac de toile est rempli avec de la paille, etc., le tout est employable ainsi en civière, lit de camp et balançoire.

19. Chaise-balançoire démontable avec des appuis sur les côtés, a des poignées pour la porter et, quand cet appareil est suspendu en balançoire dans les wagons ou sur les vaisseaux, il rend des services excellents.

20. Civière avec cadre mobile pour la partie supérieure du corps, arrangée pour toute position nécessaire, quand il y a des blessures aux extrémités inférieures ; elle rétablit un double plan incliné avec l'angle voulu ; elle permet la fixation désirée pour chaque grandeur de corps pendant le transport et dans le lit.

21. Chaise à porteurs, complétement démontable, a les qualités nécessaires pour porter des malades, au moyen des doubles bras à porter, dans la position horizontale quand il y a des escaliers, soit avec les jambes étendues, soit avec les jambes pendantes. Très utile et très-pratique. Introduite dans l'hôpital militaire de Carlsruhe.

22. Chaise roulante avec ressorts, pour conduire les officiers et les

soldats blessés sur les promenades ou les rues; elle est arrangée pour pouvoir donner au blessé chaque position désirée et transporter le blessé, reposant dans le siége, que l'on enlève de dessus les roues. Introduite dans l'hôpital militaire de Carlsruhe.

23. Chaise roulante sans ressorts pour l'usage des malades dans chaque position désirée, au jardin, dans la chambre, et dans les corridors, etc. On peut enlever le siége de dessus les roues et l'employer comme chaise à porteurs ou comme fauteuil.

24. Grand char pour le transport des malades. Il est destiné à effectuer le transport des blessés des villes dans les hôpitaux au moyen d'un homme. Le patient, qu'on peut charger facilement dans chaque position, est préservé contre la pluie, les courants d'air et le soleil au moyen d'un auvent. En enlevant les roues, la civière avec la corbeille sert à transporter le blessé jusqu'à son lit. Introduit dans plusieurs hôpitaux fixes; très-utile.

D. Divers appareils pour soigner les malades et pour les opérations.

25. Levier pour malades, consistant en un arrangement qui est employé dans le lit ou en dehors de manière qu'on peut lever, nettoyer, bander, opérer et transporter dans un autre lit le blessé de la manière la plus facile et la plus douce sans l'incommoder par attouchement.

26. Appareils de petit modèle pour porter les malades avec les mains.

27. Lit pour tourner de côté servant aussi pour les hôpitaux de campagne; c'est un appareil qui, par son arrangement, permet, suivant qu'on le désire, de placer le blessé sur le côté à droite ou à gauche. On ne touche pas le malade, et l'on peut commodément le bander, l'opérer, le placer sur la chaise percée, etc.

28. Cadre pour fractures d'os (*planum inclinatum*) applicable au lit, avec cadre mobile pour la partie supérieure du corps et arrangement pour fixation dans toute position nécessaire, quand il y a blessures aux extrémités inférieures; il rétablit le double plan incliné avec l'angle voulu, convient à chaque grandeur de corps et a l'ouverture nécessaire pour l'usage de la selle, etc. Imaginé par feu le professeur O. Weber à Heidelberg.

29. Petit cadre pour fractures d'os, arrangé pour toute position et toute grandeur de corps quand il y a des blessures aux extrémités inférieures.

30. Appareil pour allonger les pieds avec manivelle et vis; applicable au lit.

31. Bandage provisoire pour fractures d'os pour tout le corps. Il permet une prompte fixation de tout le corps, quand il y a des blessures au dos et aux côtés.

32. Bandage provisoire pour fractures d'os à la jambe, pour la prompte fixation quand il y a des blessures aux extrémités inférieures.

33. Bandage provisoire pour fractures d'os au bras, pour la prompte fixation quand il y a des blessures aux extrémités supérieures.

34. Gouttière de fil d'archal, avec mécanisme pour toute grandeur et chaque position des extrémités inférieures quand il y a des blessures.

35. Béquilles mécaniques avec arrangement pour être agrandies ou raccourcies suivant toute grandeur de corps. Elles ont en bas une allonge arquée qui empêche complétement qu'on enfonce dans un sol mouillé. Introduites dans l'hôpital militaire de Carlsruhe pour promenades dans les jardins.

36. Bâtons-béquilles offrant au blessé un point d'appui fixe au moyen d'une traverse attachée au bas du bâton.

37. Marchepied mécanique arrangé pour y mettre les extrémités inférieures quand il s'y trouve des blessures; il sert de prolongement pour fauteuils, sofas, etc., soit dans la position droite, soit dans celle de travers. Mérite d'être recommandé aussi comme accessoire de sofa.

38. Cadre au moyen duquel, sans le secours d'autres coussins, on peut donner au blessé chaque position désirée pour la partie supérieure du corps. Très-simple et très-bon marché (20 fr.).

39. Chaise universelle complétement démontable; au moyen d'un mécanisme agissant de soi-même, suivant qu'on le désire, on obtient la position assise, demi-assise et couchée. Quand elle est démontée et emballée, on peut la porter dans un fourreau. Extrêmement commode et d'une simplicité surprenante.

40. Table pour les lits des malades adaptée instantanément au lit, offre au blessé une grande commodité pour lire, écrire, manger, etc.

41. Appareil pour douches de blessures, arrangé pour douches froides et chaudes, et selon qu'on le désire, avec un jet fort ou doux.

42. Cadre mécanique pour opérations au lit ou sur chaque table et dans toutes les positions, avec dossier qu'on élève à volonté pour l'examen de toute partie du corps. Il est complétement démontable et arrangé de telle sorte qu'on le porte dans un étui. Recommandable par le peu de place qu'il occupe.

43. Table mécanique pour amputations et autres opérations. Cette table démontable est en un moment montée, pour y opérer et amputer. Elle est arrangée de telle manière qu'on peut, lors des amputations, avoir libre, soit le bassin, soit la partie inférieure des hanches. A l'aide d'un soutien particulier, on peut soulever le bassin pour appliquer facilement un bandage au plâtre, par exemple dans la coxalgie.

44. Monture démontable pour le service de campagne, pour y

mettre des civières quelconques, elle peut être transformée en un moment en table d'opération.

45. Appareil pour bain de vapeur, complétement démontable; on peut le monter en un moment pour y prendre des bains de vapeur. En quelques minutes le bain est préparé et l'on peut élever la chaleur jusqu'à 45° Réaumur. Un homme seul peut porter l'appareil sur le dos.

46. Lit Garibaldi ou de repos mobile qui, au moyen d'un appareil mécanique, réunit les propriétés du lit, du sofa, du fauteuil et de moyen de transport. Le rétablissement de chaque position désirée est possible, sans attouchement du malade qui y repose. La table mécanique et faite exprès sert pour y manger, lire et écrire. Ce lit se trouve dans l'intérieur du palais, salle de l'ameublement badois.

BELGIQUE

Le *Comité belge* à Bruxelles a exposé :

Livres, etc.

Des secours aux blessés de la guerre, par M. le docteur Uytterhoeven, de Bruxelles.

La charité sur le champ de bataille (mai 1865, janvier 1867).

Sur les moyens de porter immédiatement secours aux blessés sur le champ de bataille, par M. le docteur Uytterhoeven, de Bruxelles.

Un volume formé d'une collection de mémoires et d'opuscules sur l'hygiène publique et militaire, la chirurgie, etc., par M. le docteur Uytterhoeven.

Notice sur l'hôpital Saint-Jean.

Étude sur la meilleure manière de construire et d'organiser un hôpital de malades, par le même.

Lettre sur la question des hôpitaux (brochure), par le même.

De l'application de la gutta-percha au traitement des fractures.

Quelle est la qualité nuisible que l'air contracte dans les prisons et dans les hôpitaux, etc., par le même.

Encore un mot sur les moyens de porter immédiatement secours aux blessés sur les champs de bataille, par le même.

Institution en Belgique d'une Société internationale et permanente pour concourir en temps de guerre au service de santé des armées, etc., par le même.

Des secours aux blessés de la guerre, par le même.

Appareil pour la réduction du bras, du docteur André Uytterhoeven.

Modèle d'un appareil à extension, du même.

L'application de la gutta-percha au traitement des fractures (modèle), par le même.

DANEMARK

Trois pieds artificiels et jambes de bois, de C. Nyrop et L. Elsen.

ESPAGNE

Brochure.

Nouveau système pour l'enlèvement des blessés, par le docteur Landa.

Objets.

Un tablier à transport d'après le docteur Landa.

Un havre-sac pouvant servir en outre de chaise à porteur, de Pedro Gorriz.

FRANCE

Le *Comité central français* a exposé :

Livres, dessins, gravures, etc.

Du service de santé et de l'organisation qu'il réclame, par M. le docteur Garreau.

La médecine militaire en France et en Amérique, par M. le docteur E. Goze.

La guerre contemporaine, par M. Didiot, médecin principal.

Bulletin périodique publié par le Comité français.

Du service de santé de l'armée et de l'organisation qu'il réclame.

Projet d'organisation d'hospitaliers militaires, par M. le comte de Bréda.

Statistique de la guerre d'Orient, par M. le docteur Chenu.

Rapport à la Société de Lyon, par M. Louis Cazenove.

Recherches sur la prothèse des membres, par M. le comte de Beaufort.

Notice sur le perfectionnement du matériel des ambulances vivantes, par Henry Arrault.

Réforme des hôpitaux par la ventilation renversée, et la charité organisée au point de vue de la guerre par le corps médical, par M. Félix Achard.

Traité de thérapeutique du perchlorure de fer et son mode d'emploi, et Traité historique et pratique du mode d'emploi du perchlorure de fer liquide à l'usage des ambulances et hôpitaux militaires, par M. Burin Dubuisson.

Tableau représentant un hospitalier sur le champ de bataille, par M. Dumaresq.

Conditions sanitaires des armées, par M. le docteur Valcourt.

Notice sur la tente-abri et le campement portatif, par M. Varnier.

Notice sur l'esculine, par M. Mouchon.

Revue scientifique et administrative des médecins des armées de terre et de mer.

Matériaux d'hôpitaux, d'ambulances, instruments, etc.

Un lit mécanique pour soigner les blessés ou malades sans les fatiguer. — Un mécanisme simple faisant les mêmes fonctions et pouvant desservir toute une salle d'hôpital ou d'ambulance; le même lit formant brancard et applicable au service des navires, de M. L. Noeth, à Paris.

Harnachement complet d'hospitalier militaire avec sacoches pourvues d'appareils et ustensiles nécessaires aux premiers pansements; équipement très-commode, surtout en ce qui concerne la selle, construite d'après le système Cogent, par M. le comte de Bréda, à Paris.

Sac d'hospitalier fantassin, par M. le comte de Bréda, à Paris.

Tente-abri à lacets, pouvant former une civière, de M. Varnier.

Compresses Bessac; brancard de Martrès.

Brancard très-facile à enlever de dessus les roues et susceptible alors de servir comme brancard à porteur ou comme lit, de M. le docteur Gauvin, à Paris.

Bât pourvu de sacoches d'ambulance, par le comte de Bréda, à Paris.

Trousse ou giberne-trousse, de M. Burin-Dubuisson.

Appareils électro-médicaux, de M. Grenet.

Piles galvano-caustiques, de M. Grenel.

Bras artificiels, de M. Fichot, à Paris. — Jambe de bois articulée, de M. Werber, à Paris. Les deux d'après le système de M. le comte de Beaufort, ils se distinguent par leur simplicité, leur bon arrangement et leur bon marché.

Boîte d'instruments de chirurgie, de M. Galante, à Paris.

GRAND-DUCHÉ DE HESSE

Le *Comité hessois* à Darmstadt a envoyé :

1. Équipement d'un porteur de blessés; description et catalogue.

2. Prescription pour l'établissement d'un char à échelles destiné au transport des blessés, avec dessin (manuscrit).

3. Un étui à instruments chirurgicaux (pour résection), d'après M. le docteur Vlagge, à Darmstadt.

4. Un étui semblable, d'après M. le docteur Vix, de Darmstadt. — Les civières, susceptibles de se reployer, des porteurs de blessés, sont exactement comme celles des Badois. La sacoche des porteurs de blessés, ainsi que la gourde propre à la division hessoise, méritent d'être remarquées à cause de leur solidité.

5. Deux attelles de fil de fer garnies, de C. A. Walb, à Darmstadt.

6. Publication sur une nouvelle construction de membres artificiels de W. Huor, à Darmstadt.

7. Une jambe artificielle (d'après W. Huor), de J. P. Lehr, à Darmstadt. 125 fr.

8. Une semblable, de J. G. Behrmann, à Darmstadt.

1. Wecker (C. Théodore). Un char pour malade, de construction très-récente, pour être employé surtout dans les hôpitaux.

Exécuté avec beaucoup de soins, surtout le travail du métal.

Un panier roulant, pour le transport des malades dans une ville, de Dick et Kirschten, à Offenbach.

ITALIE

L'exposition provient en partie du *Ministère de la guerre italien*, en partie des Comités entrés en activité à *Milan* et à *Florence* pendant la dernière guerre, en partie des particuliers.

Livres, dessins, gravures, etc.

MINISTÈRE DE LA GUERRE.

1. Service sanitaire militaire. Décisions et règlements, depuis le mois de juin 1833, jusqu'à 1860.

2. Règlement sur le service sanitaire militaire, pour l'armée en campagne.

3. Mémoires sur l'alimentation du soldat, par les docteurs Baroffio et Quagliolli.

4. Lois et décrets et sur le personnel et le service sanitaire militaire, par les mêmes.

5. Le typhus et la fièvre typhoïde, par le docteur Gindice.

6. Mémoires sur les plaies par armes à feu, par Baroffia.

7. Imperfections des conscrits et décisions relatives, par le professeur Cortese.

8. Histoire d'une plaie du cerveau par arme à feu, par le même.

9. Aperçus sur le choléra de Nice en 1854, par BONAVENTURA.
10. Guide du médecin en campagne, par le professeur CORTESE.
11. Maladies qui ont régné en Orient dans le corps d'expédition sarde, par le docteur COMMISSELLI.
12. Journal de médecine militaire, 1833-1866.
13. Miscellanées de mémoires médico-chirurgicaux.

COMITÉ DE MILAN.

14. Compte-rendu moral et économique du Comité milanais de secours aux militaires blessés ou malades en temps de guerre.

COMITÉ DE FLORENCE.

15. Compte rendu de la gestion administrative du Comité de Florence, de secours aux blessés en guerre, depuis le 13 mai jusqu'au 31 décembre 1866.
16. Petit dictionnaire pour l'infirmier volontaire, en temps de guerre, en langue italienne, française et allemande.

Matériel d'ambulance, etc.

MINISTÈRE DE LA GUERRE.

17. Bât pour deux cacolets, à chaise.
18. Bât pour cacolet, pour caisses.
19. Bât pour cacolet, à litière de fer.
20. Lit de fer flexible et ouvert, pour les opérations du camp.
21. Deux coffres d'ambulance de régiment.
22. Gibecière de bataillon, modèle CERVELLI.
23. Gibecière de bataillon, modèle FADDA.
24. Sacoche de cavalerie, modèle PIRAS.
25. Voiture d'ambulance, modèle 1859.
26. Char ordinaire n° 2, dernier modèle.

COMITÉ DE MILAN.

27. Havre-sac d'ambulance, modèle BARBIERI.
28. Sac-panier, modèle BARBIERI.
29. Tablier porte-malades de LANDA, modifié.
30. Brancard avec toile de rechange. — Avec deux brancards de ce modèle on peut faire une tente sous laquelle peuvent s'abriter cinq personnes.
31. Modèle d'une tente au tiers de sa dimension, faite avec deux brancards, modèle BARBIERI.

COMITÉ DE FLORENCE.

32. Voiture d'ambulance, modèle LOCATI. Ce que cette voiture a de plus remarquable, c'est que le chargement et le déchargement des blessés couchés n'a pas lieu par derrière comme à l'ordinaire, mais bien *sur le côté*, à l'aide d'un système élévateur spécial.
33. Bât pour deux cacolets.

34. Bât et cacolet d'acier pour un blessé étendu.
35. Cacolet pour un blessé étendu, les jambes séparées.
36. Brancard-chaise de fer et bois, modèle Locati.
37. Brancard de fer creux dénoué.
38. Brancard-lit.
39. Gouttière-brancard du docteur Palasciano, pour les membres fracturés.
40. Engin mécanique pour soulever les malades de leur lit, du docteur Bonali.
41. Lit mécanique de Asvisio.
42. Glacière d'ambulance, modèle Toselli (Paris, 236, rue du Faubourg-Saint-Martin), remarquable par sa simplicité et son activité; car il est possible de préparer une livre de glace en **12** minutes.

MECKLEMBOURG-SCHWERIN

Le *comité Mecklenbourgeois* à Schwerin, *pour les soins aux blessés des armées*, a envoyé :

1. Attelles de réseau de fil métallique, avec des modèles de plâtre, d'après les docteurs Stoerzel et Ad. Schlottmann.
2. Une machine pour préparer les bandes plâtrées des docteurs Rennecke et Moesinger.
3. Un étui à amputation et à résection.

OLDENBOURG

Le *Comité oldenbourgeois* a envoyé :

Un paquet d'objets de pansement pour un soldat seul.

PORTUGAL

Les objets suivants proviennent tous du *Ministère de la guerre*.

1. Un cacolet.
2. Deux paires de cantines d'ambulance.
3. Un havre-sac d'ambulance pour un bataillon d'infanterie.
4. Une paire de sacoches pour la cavalerie.
5. Une litière à bras.
6. Deux photographies de chariots d'ambulance.

PRUSSE

Les objets suivants sont exposés par le Comité central de Berlin de la Société prussienne pour les soins à donner en campagne aux blessés et aux malades des armées. — Les sept premiers objets proviennent du ministère de la guerre. Les objets plus petits sont placés dans une armoire vitrée.

1. Une grande tente à ambulance; construction en fer de J. UNGER, à Erfurt (Prusse) pour seize lits au moins. Cette tente est dressée.

2. Une petite tente à un lit, pour séparer un malade atteint de typhus ou de gangrène nosocomiale (dressée à l'intérieur de la grande tente).

3. Une armoire médicale pour une section d'un lazaret de campagne fixe. Construction nouvelle.

4. Une armoire médicale pour un bataillon d'infanterie ou un régiment de cavalerie.

5. Une armoire à médecine et à bandages pour une batterie d'artillerie.

6. Une paire de poches pour les infirmiers des lazarets de l'infanterie.

7. Une paire de sacoches de cavalerie pour les infirmiers des lazarets de la cavalerie et de l'artillerie.

8. Chariot à transporter les malades. Appartient au quartier général du roi de Prusse. Construit par Jos. NEUSS.

Berlin, Friedrichsstr, 225. Plusieurs chariots de même construction, mais pour deux blessés couchés et trois assis, ont été employés avec beaucoup de succès par les chevaliers de Saint-Jean devant Düppel et en Bohême. (Dans la grande tente, n° 1.)

9. Une litière à deux roues (deux exemplaires), construite par J. NEUSS, pour transporter commodément un blessé couché à l'aide d'un ou deux hommes, consacré par l'usage comme le n° 8. (Dans la grande tente.)

10. Une table à opération susceptible de se replier, avec matelas. Cette table du docteur TOBOLD à Berlin ne prend qu'un espace restreint, et lorsqu'elle est dressée, elle peut servir simultanément à deux opérations (amputations).

11. Un *instrumentarium de campagne* d'après B. DE LANGENBECK. Renferme largement tous les instruments dont on peut avoir besoin en campagne (amputation, résection, trépanation, trachéotomie, extraction de corps étrangers, ligatures, etc.).

12. Un étui à amputation et à résection.

13. Un étui à résection de B. DE LANGENBECK.

14. Quatre attelles de réseau métallique d'après BONNET avec garniture imperméable pour le transport. Une pour chaque extrémité inférieure, une pour la jambe, une pour l'extrémité supérieure, une semblable pour le décubitus horizontal.

15. Six civières à cerceaux de fil de fer. A courber au moment de les employer.

16. Une gouttière pour la jambe avec coussins d'après J. H. PETIT, pour des fractures compliquées du tibia.

17. Baignoires (avec thermomètres) pour des bains locaux pro-

longés, d'après B. DE LANGENBECK, une pour le bras, une pour le pied.

18. Modèle d'un pied avec application d'un bandage au plâtre vernis.

19. Deux irrigateurs de ESMARCH, avec seringues de métal.

20. Trois baquets de laitons pour pansement.

21. Un appareil de chauffage pour compresses.

22. Un appareil à fixation pour les articulations folles, ex : après la résection du coude, d'après B. DE LANGENBECK.

23. Une poche à pansement pour un officier en campagne.

(Tous les objets des n°s 11 à 23 ont été fabriqués avec beaucoup de soin par C. LUTTER à Berlin, Franzœsische Str. 53). Les instruments ont en partie des manches d'ivoire.

24. Une armoire à plâtre, une boîte à plâtre avec les matériaux nécessaires à l'application du bandage plâtré.

25. Objets divers de caoutchouc (cinq coussins ronds et quatre carrés, sept poches à glace, une coiffe à glace, une poche à glace pour les yeux, deux urinoirs, deux seringues de caoutchouc, un morceau d'étoffe pour mettre sous les malades). Fabricant : FONROBERT et REIMAN, à Berlin.

26. Diverses étoffes imperméables (de gomme, de gutta-percha, toiles cirées de diverses espèces, papiers, parchemins, vernis, etc).

27. Divers coussins (cinq ronds, quatre carrés et un cunéiforme).

28. Une armoire avec matériel pour pansement (bandes de toile et de flanelle, compresses, mouchoirs triangulaires, charpie, charpie quadrillée, aiguilles, fils à ligature).

29 Une paillasse avec ceinture. A l'aide de barres qui la traverse, on peut transporter le blessé du lit dans les wagons et de là dans un autre hôpital sans changer l'objet sur lequel le malade est couché.

30. Un lit spiral de fer creux, susceptible de se plier, avec matelas de crin, un rouleau spiral rembourré et deux non rembourrés.

31. Un lit spiral de fer creux avec ouverture (CLOSET).

32. Un lit spiral de fer creux, entrouvert à l'extrémité des pieds.

33. Un matelas spiral élastique double.

34. Un lit de camp, susceptible de se replier, avec appui pour les bras, et un matelas de laine d'aiguilles de sapin.

35. Une chaise avec ressorts doublement contournés et un coussin de crin.

36. Une chaise à garderobe, à spirales avec siége mobile, appui pour les pieds et tapis.

37. Une chaise à spirales avec siége mobile.

39. Un siége pour malades, peut se replier trois fois sur soi-même.

40. Un modèle de tente pour malades.

Les objets nº 30-40 sont fabriqués par *L. Speier* à Berlin, Leipziger Str. 118. On remarquera surtout les tissus de fil en spirale, particulièrement utiles pour des lits, chaises, litières. Ils se laissent tous replier et emballer dans un espace très-restreint. Ces tissus semblent fort peu connus hors d'Allemagne.

41. Compte rendu sur l'activité du Comité central prussien dans l'année 1866.

42. « Secours aux guerriers ». — Organe du Comité central. Année 1867, nº 1-4.

SUÈDE ET NORVÉGE

Le *Comité de Stockholm* a envoyé :

1. Une litière susceptible de se replier.
2. Un lit mécanique.
3. Une armoire avec objets de pansement.
4. Une table avec matériel de bandage et de pansement pour un chirurgien.
5. Une table de travail pour un invalide à un bras, de STILLE, avec photographies.

SUISSE

Les objets suivants ont été envoyés, soit par l'état-major fédéral, soit par le *Comité de Genève.*

Livres, photographies.

Collection des statuts de tous les Comités existants.

Fraternité et charité internationales en temps de guerre, par M. DUNANT.

Les blessés de la bataille de Bezzecca, par M. le docteur Louis APPIA.

Assemblée constituante pour la formation d'une association de secours aux militaires suisses et leurs familles.

Brochure sur le chloroforme, par M. JOSIAS-PÉTAVEL, à Neufchâtel.

La guerre et la charité, par MM. G. MOYNIER et M. L. APPIA.

La neutralité des militaires blessés et du service de santé des armées, par M. G. MOYNIER.

Une collection de photographies de la campagne de Bohême, en 1866.

Instruments, matériel d'ambulance.

1. Fourgon d'ambulance avec équipement complet.
2. Un chariot pour le transport des malades.
3. Poches à pansement, sacoches pour les soldats du corps sanitaire de l'infanterie et de la cavalerie.
4. Plusieurs étuis d'instruments.

Les objets 1-4 sont de l'armée fédérale.

5. Une chaise à porteur pour un blessé dans les montagnes.

6. Un bandage pour fracture de jambe avec attelles et coussins de fourrure.

WURTEMBERG

Envoyés par la Société sanitaire wurtembergeoise :

Compte rendu sur l'activité de la Société dans les années 1864-1866, rédigé par le docteur Hahn.

Une litière de campagne démontable de Fried. Wohl, avec des vues photographiques.

Une litière pour un chariot d'ambulance de Fried. Wohl, avec des vues photographiques.

Une chaise à porteur démontable de Fried. Wohl, avec des vues photographiques.

APPENDICE

PARC AUTRICHIEN.

J. MUNDY, docteur en médecine, Moravie. — Maison modèle pour le traitement des aliénés dans les familles de gardiens.

Cette maison modèle représente l'habitation d'un gardien-chef. On y trouve des agencements particuliers aux portes et fenêtres, une chambre matelassée et un cabinet de bain. Les logements meublés au complet à l'usage de deux aliénés et de la famille du gardien composés de deux salons et de deux chambres à coucher, sont séparés l'un de l'autre par un large couloir. Il y a une cuisine, une cave et des combles où l'on monte par un escalier, le tout garni des meubles et ustensiles nécessaires.

Comme objets exposés, cette maison contient ce qui suit (des numéros 1 à 6 d'après les indications de l'exposant) :

1. Plan d'un asile familial pour 1500 aliénés (cas chroniques).

La vue perspective est prise d'un paysage en Moravie.

2. Dessin colorié d'un asile familial pour 300 aliénés (cas aigus et chroniques).

3. Projet en détail d'une clinique d'aliénés dans les grandes villes pour 300 malades, y compris une pension pour les malades aisés.

4. Sept plans en détail faisant partie de cette clinique d'aliénés et la vue perspective de cette clinique.

5. Plan d'une petite maison de réception des aliénés dans les grandes villes, à établir dans les différents quartiers.

6. Huit plans de détail (de la maison modèle) construite par l'exposant.

7. Carte topographique dressée d'après nature de la colonie d'aliénés de Gheel en Belgique.

En vue de cette exposition, le célèbre économiste, M. Jules Duval, vient de publier exprès la deuxième édition de son ouvrage : *Gheel ou une colonie d'aliénés vivant en famille et liberté.*

8. La collection complète des ouvrages, pamphlets, etc., publiés sur la question de Gheel ou la réforme des aliénés recueillie par l'exposant.

9. Des pamphlets et livres explicatifs de tous ces objets exposés.

Depuis plus de dix ans, l'exposant n'a pas cessé de s'occuper de cette question de réforme à appliquer au traitement des aliénés. A l'occasion des discussions le plus souvent provoquées par lui au sein des sociétés de médecins aliénistes, ainsi qu'aux congrés médicaux en France, en Angleterre, en Allemagne, en Belgique, en Suisse et en Italie, l'exposant a toujours défendu de vive voix comme par écrit la nécessité et l'opportunité de cette réforme.

PARC FRANÇAIS

(Hors du palais, dans une maison de bois qui porte en grosses lettres l'enseigne : *Instruments de musique*, et qui se trouve en face des restaurants entre les rues de Normandie et d'Alsace.)

SOCIÉTÉ ETHNOGRAPHIQUE DE FRANCE. — Collection très-intéressante de photographies d'individus de divers types et de diverses races. — En général, l'individu est photographié nu, de face, de côté et par derrière.

Dans une des salles (sur une carte); collection très-riche de cheveux des divers types humains; coupe de croissance des cheveux suivant les races.

Remarquez notamment, dans un cadre, quelques petits daguerréotypes de deux Astèques que l'on montra en Europe, il y a plusieurs années.

Nous recommandons vivement cette exposition, dont il est très-facile d'ignorer la présence. — Nous apprenons que la Société ethnographique ouvre une souscription pour la publication de cette série de photographies.

Les différentes maisons ouvrières dont nous parlons dans le « Coup d'œil général ».

PARC ANGLAIS

(A côté du phare anglais; bâtiment représentant l'ameublement d'une caserne et contenant une petite infirmerie militaire.)

Paris. — Imprimerie de E. MARTINET, rue Mignon, 2.

LIBRAIRIE GERMER BAILLIÈRE

17, RUE DE L'ÉCOLE-DE-MÉDECINE, 17

PARIS

EXTRAIT DU CATALOGUE

BIBLIOTHÈQUE

DE

PHILOSOPHIE CONTEMPORAINE

Volumes in-18 à 2 fr. 50

—

Ouvrages publiés.

H. TAINE. **Le Positivisme anglais.** Étude sur Stuart Mill.
— **L'Idéalisme anglais.**
— **Philosophie de l'art.**
— **Philosophie de l'art en Italie.**
— **De l'Idéal dans l'art.**

PAUL JANET. **Le Matérialisme contemporain.** Examen du système du docteur Büchner.
— **La Crise philosophique** : MM. Taine, Renan, Vacherot, Littré.
— **Le Cerveau et la Pensée.**

ODYSSE-BAROT. **Lettres sur la philosophie de l'histoire.**

ALAUX. **La Philosophie de M. Cousin.**

AD. FRANCK. **Philosophie du droit pénal.**
— **Philosophie du droit ecclésiastique.**
— **La Philosophie mystique au XVIIIe siècle** (Saint-Martin et don Pasqualis).

E. SAISSET. **L'Ame et la Vie**, suivi d'une Étude sur l'esthétique française.
— **Critique et histoire de la philosophie** (fragments et discours).

CHARLES LÉVÊQUE. **Le Spiritualisme dans l'art.**
— **La Science de l'invisible.** Études de psychologie et de théodicée.

AUGUSTE LAUGEL. **Les Problèmes de la nature.**
— **Les Problèmes de la vie.**
— **La Voix, l'Oreille et la Musique.**

CHALLEMEL-LACOUR. **La Philosophie individualiste**, étude sur Guillaume de Humboldt.

CHARLES DE RÉMUSAT. **Philosophie religieuse.** De la théodicée naturelle en France et en Angleterre.

ALBERT LEMOINE. **Le Vitalisme et l'Animisme de Stahl**

— **De la physionomie et de la parole.**

MILSAND. **L'Esthétique anglaise,** étude sur John Ruskin.

A. VÉRA. **Essais sur la philosophie hégélienne.**

BEAUSSIRE. **Antécédents de l'Hégélianisme dans la philosophie française.**

BOST. **Le Protestantisme libéral.**

FRANCISQUE BOUILLIER. **Du plaisir et de la douleur.**

ED. AUBER. **Philosophie de la médecine.**

LEBLAIS. **Matérialisme et Spiritualisme,** précédé d'une Préface par M. E. LITTRÉ (de l'Institut).

AD. GARNIER. **De la morale dans l'antiquité,** précédé d'une Introduction par M. PRÉVOST-PARADOL (de l'Académie française).

SCHŒBEL. **Philosophie de la raison pure.**

BEAUQUIER. **Philosophie de la musique.**

TISSANDIER. **Du Spiritisme et des sciences occultes.**

J. MOLESCHOTT. **La Circulation et la Vie.** Lettres sur la physiologie en réponse aux Lettres sur la chimie de Liebig. 2 vol.; traduit de l'allemand par M. le docteur Cazelles.

L. BUCHNER. **Science et Nature,** traduit de l'allemand par Aug. Delondre. 2 vol.

ATHAN. COQUEREL FILS. **Origines et transformations du christianisme.**

— **La Conscience et la Foi.**

JULES LEVALLOIS. **Déisme et Christianisme.**

CAMILLE SELDEN. **La Musique en Allemagne.** Étude sur Mendelssohn.

FONTANES. **Le Christianisme moderne.** Étude sur Lessing.

SAIGEY. **La Physique moderne,** étude sur l'unité des phénomènes naturels.

ÉDITIONS ÉTRANGÈRES.

ÉDITIONS ANGLAISES.

H. TAINE. **The Philosophy of art.** 1 vol. in-18 relié. 3 shill.

PAUL JANET. **The Materialism of the present day.** A critique of Dr Büchner's system, translated by prof. Gustav. Masson. 1 vol. in-18 relié. 3 shill.

ÉDITIONS ALLEMANDES.

H. TAINE. **Philosophie der Kunst.** 1 vol. in-18. 1 thal.

PAUL JANET. **Der Materialismus unserer Zeit in Deutschland,** unberzezt von Prof. Reichling-Meldegg, mit einem Vorwort von Dr von Fichte. 1 vol. in-18. 1 thal.

BIBLIOTHÈQUE

D'HISTOIRE CONTEMPORAINE

FORMAT IN-18

Volumes à 3 fr. 50

CARLYLE. **Histoire de la Révolution française,** traduite de l'anglais par M. Élias Regnault. Tome Ier : LA BASTILLE. Tome II : LA CONSTITUTION.

VICTOR MEUNIER. **Science et Démocratie.** 2 vol.

JULES BARNI. **Histoire des idées morales et politiques en France au XVIIIe siècle.** 2 vol.

Tome Ier (Introduction. — L'abbé de Saint-Pierre. — Montesquieu.—Voltaire).

Tome II (Jean-Jacques Rousseau.—Diderot.—D'Alembert).

AUGUSTE LAUGEL. **Les États-Unis pendant la guerre** (1866-1865). Souvenirs personnels. 1 vol.

DE ROCHAU. **Histoire de la Restauration,** traduite de l'allemand par M. Rosenwald. 1 vol.

EUG. VÉRON. **Histoire de la Prusse** depuis la mort de Frédéric II jusqu'à la bataille de Sadowa. 1 vol.

HILLEBRAND. **La Prusse contemporaine et ses institutions.** 1 vol.

FORMAT IN-8

SIR G. CORNEWALL LEWIS. **Histoire gouvernementale de l'Angleterre de 1770 jusqu'à 1830,** traduite de l'anglais et précédée de la Vie de l'auteur, par M. MARVOYER. 1 vol. 7 fr.

ÉDITIONS ÉTRANGÈRES.

AUGUSTE LAUGEL. **The United States during the war.** 1 beau vol. in-8 relié. 7 shill. 6 d.

OUVRAGES

De M. le professeur VÉRA

Professeur à l'Université de Naples.

INTRODUCTION

A LA

PHILOSOPHIE DE HÉGEL

1 vol. in-8, 1864, 2e édition.... 6 fr. 50

LOGIQUE DE HÉGEL

Traduite pour la première fois, et accompagnée d'une Introduction et d'un commentaire perpétuel.

2 volumes in-8. .... 12 fr.

PHILOSOPHIE DE LA NATURE

DE HÉGEL

Traduite pour la première fois, et accompagnée d'une Introduction et d'un commentaire perpétuel.

3 volumes in-8. 1864-1866........ 25 fr.

Prix du tome II... 8 fr. 50.— Prix du tome III... 8 fr. 50

PHILOSOPHIE DE L'ESPRIT

DE HÉGEL

Traduite pour la première fois, et accompagnée d'une Introduction et d'un commentaire perpétuel.

1867. Tome Ier, 1 vol. in-8. 9 fr.

L'Hégélianisme et la Philosophie. 1 vol. in-18. 1861. 3 fr. 50

Mélanges philosophiques. 1 vol. in-8. 1862. 5 fr.

Essais de philosophie hégélienne (de la *Bibliothèque de philosophie contemporaine*). 1 vol. 2 fr. 50

Problème de la certitude. 1 vol. in-8. 3 fr. 50

Platonis, Aristotelis et Hegelii, de medio termino doctrina. 1 vol. in-8. 1845. 1 fr. 50

Paris. — Imprimerie de E. MARTINET, rue Mignon, 2.

BARTHEZ ET RILLIET. **Traité clinique [illegible] des enfants.** 1861, 2e édition [illegible] in-8 [illegible]

BÉRAUD (B.-J.). **Atlas complet d'anatomie chirurgicale topographique**, pouvant servir de complément à tous les [illegible] d'anatomie chirurgicale, composé de 109 planches représentant plus de 200 figures dessinées d'après nature, par M. Bion, et avec texte explicatif.

Prix, fig. noires, relié. 60 fr.

— fig. coloriées, relié. 120 fr.

BOUCHUT ET DESPRÉS. **Dictionnaire de thérapeutique médicale et chirurgicale**, comprenant le résumé de la médecine et de la chirurgie, les indications thérapeutiques de chaque maladie, la médecine opératoire, la matière médicale, les eaux minérales et un choix de formules thérapeutiques, par E. Bouchut et A. Després. 1867, 1 vol. grand in-8 de 1600 pages à deux colonnes, avec 900 figures intercalées dans le texte. 25 fr.

BOUCHUT. **Diagnostic des maladies du système nerveux par l'ophthalmoscopie.** 1866, 1 vol. grand in-8 avec atlas et planches coloriées. 9 fr.

GARNIER. **Dictionnaire annuel des progrès des sciences et institutions médicales**, suite et complément de tous les dictionnaires, précédé d'une introduction par M. le docteur Amédée Latour. 1 vol. in-18 de 500 pages.

Prix de la 1re année 1864. 5 fr.

— 2e année 1865. 6 fr.

— 3e année 1866. 6 fr.

GINTRAC. **Cours théorique et clinique de pathologie interne et de thérapie médicale.** 1853-1859, 5 vol. grand in-8. 35 fr.

— Les tomes IV et V se vendent séparément. 14 fr.

HÉRARD ET CORNIL. **De la phthisie pulmonaire**, étude anatomo-pathologique et clinique. 1867, 1 fort vol. in-8 avec figures dans le texte et planches en couleur. 10 fr.

NIEMEYER. **Éléments de pathologie interne et de thérapeutique**, traduits de l'allemand par MM. Culmann et Sengel (de Forbach), annotés par M. Cornil et précédés d'une introduction par M. le professeur Béhier. 1865-1866, 2 vol. grand in-8. 20 fr.

TARDIEU. **Manuel de pathologie et de clinique médicales.** 3e édition, corrigée et augmentée. 1866, 1 vol. grand in-8. [illegible]

VULPIAN. **Leçons de physiologie générale et comparée du système nerveux**, professées au Muséum d'histoire naturelle, rédigées par M. Ernest Brémond. 1866, 1 vol. in-8. [illegible]

VIRCHOW. **Pathologie des tumeurs**, traduit de l'allemand par M. le docteur Aronssohn. 1867, t. Ier, 1 vol. grand in-8, avec figures dans le texte. [illegible]

Paris. — Imprimerie de E. Martinet, rue Mignon, 2.

www.ingramcontent.com/pod-product-compliance
Ingram Content Group UK Ltd.
Pitfield, Milton Keynes, MK11 3LW, UK
UKHW021108200726
13857UKWH00003B/1134